国家“十二五”重点图书

解码健康睡眠系列丛书•总主编　殷大奎　汪光亮（执行）

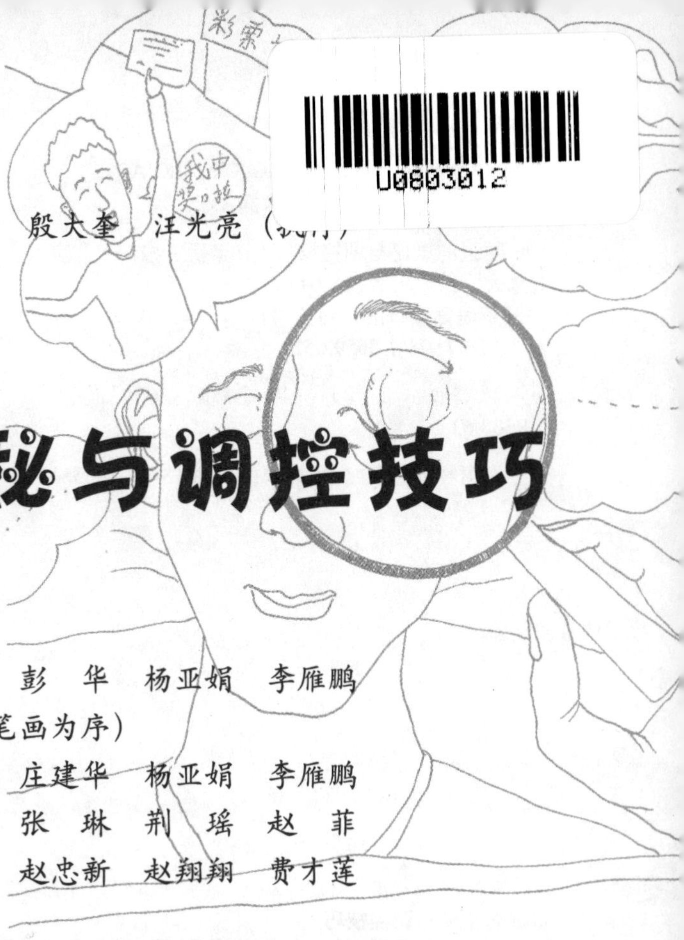

睡眠的奥秘与调控技巧

主　编　赵忠新

副主编　吴惠涓　彭　华　杨亚娟　李雁鹏

编　者（以姓氏笔画为序）

尤　静　庄建华　杨亚娟　李雁鹏

吴惠涓　张　琳　荆　瑶　赵　菲

赵正卿　赵忠新　赵翔翔　费才莲

彭　华

北京大学医学出版社

SHUIMIAN DE AOMI YU TIAOKONG JIQIAO

图书在版编目（CIP）数据

睡眠的奥秘与调控技巧 / 赵忠新主编. -- 北京：北京大学医学出版社，2013.3

（解码健康睡眠系列丛书）

ISBN 978-7-5659-0528-5

Ⅰ. ①睡… Ⅱ. ①赵… Ⅲ. ①睡眠－基本知识 Ⅳ. ①R338.63

中国版本图书馆CIP数据核字(2013)第016555号

睡眠的奥秘与调控技巧

主　　编：赵忠新

出版发行：北京大学医学出版社（电话：010-82802230）

地　　址：（100191）北京市海淀区学院路 38 号 北京大学医学部院内

网　　址：http：//www.pumpress.com.cn

E－mail：booksale@bjmu.edu.cn

印　　刷：北京圣彩虹制版印刷技术有限公司

经　　销：新华书店

责任编辑：李娜　责任校对：金彤文　责任印制：张京生

开　　本：889mm×1194mm　1/24　印张：11　字数：241 千字

版　　次：2013 年 3 月第 1 版　2013 年 3 月第 1 次印刷

书　　号：ISBN 978-7-5659-0528-5

定　　价：39.80 元

序

睡眠是关系公众身心健康和幸福的重要因素，也是健康的晴雨表和生命的第五体征，睡眠科学正作为一门新兴交叉学科在全球范围内迅速发展。虽然我国近年来的睡眠科学已取得明显进展，但相对于国外发达国家还不尽完善，其根本原因还在于公众甚至于广大专业的医护人员，没有充分认识到健康睡眠的重要性。因此，亟须加强公众健康睡眠知识的普及和应用。

随着国人生活水平不断提高、人口老龄化、社会竞争逐步增大，疾病谱已发生了明显变化，各类健康问题更加突出，因不良生活方式导致的慢性病已成为当下城镇化进程中威胁公众健康的主要危险因素。睡眠也将日趋成为一个严重的公共卫生和经济社会问题，而我国睡眠学科的发展还远不能适应民众高速增长的医疗保健需求，因此提高公众健康素质已成为一项重要和迫切的任务。作为严重危害身心健康的疾病之一，睡眠障碍不仅严重影响生活质量、工作效率甚至是生命健康，还带来沉重的社会和经济负担。据统计，睡眠障碍已成为综合性医院神经科门诊中仅次于脑血管疾病的第二位病因，而长期失眠可能是疾病的早期警告。在门诊和住院患者中，失眠患者的事故发生率是对照组的 4.5 倍。工作缺勤人群中有睡眠障碍者占 41.4%。

睡眠障碍与健康生活方式和重大疾病防治密切相关。睡眠障碍无论在哪个年龄段的人群中都占有相当的比例，有些还相当严重。人们常说老年人由于年龄大了有睡眠障碍，可如今不仅是中老年人，青壮年、少年甚至孩子们都有不同程度、各种类型的睡眠障碍，已经不分城市和农村，在白领等社会精英群体中表现得尤为突出。如果不及时干预、不贯彻预防为主的方针，它对很多疾病的发生、发展和康复都会产生影响。一个严重的糖尿病患者在采用各种治疗办法的同时，如果睡眠不好，他的血糖就很难控制；一个高血压患者，如果睡眠不好，他的血压也很难控制。其他疾病更是这样。

中国医师协会作为我国依法成立的医师行业权威组织，自2003年即在卫生部支持下开展健康睡眠促进工作，已取得良好的社会效益和广泛的社会认同。在动员广大医师重视睡眠科学、宣传睡眠科学、提高睡眠科学认知、强化睡眠学科建设、规范睡眠诊疗技术等方面发挥了重要作用，有利于预防疾病和全民健康素质的进一步提高。此次，中国医师协会健康睡眠促进中心又为时两年多，联合北京大学医学出版社精心组织策划，动员我国高层次的睡眠医学专家资源，著述出版这套《解码健康睡眠系列丛书》，编者都是海内外有较大影响、长期从事睡眠科学工作的专家学者，旨在把许多不为人知的新理论、新技术、新方法，通过我们普通人都能听得懂、信得过、用得上的科学语言，使广大公众更加了解健康睡眠的真谛和无穷奥妙。

高品质的生活需要高品质的健康睡眠。在此我衷心感谢参与此项工作的医学专家和同仁，并呼吁全社会都能够更加关注睡眠、爱护健康，也希望广大医护人员像重视肿瘤、高血压、糖尿病一样重视睡眠，因为这是人人受益、功在千秋的大好事。

殷大奎

卫生部原副部长

中国医师协会名誉会长

中国健康促进与教育协会会长

中国医师协会睡眠医学专家委员会主任委员

2011年3月

前言

人的一生中有三分之一的时间是在睡眠中度过的，但是有关睡眠的相关知识并非人人皆知。人为什么要睡眠？睡眠究竟有哪些生理功能？为什么有的人睡得好，有的人睡得差？为什么有的人在应该睡眠的时间却睡不着，而有的人在不该睡眠的时间却发生难以克制的睡眠发作？睡眠究竟是受到哪些因素的影响和调节？睡眠障碍是如何发生的？常见的睡眠障碍有哪些？如何治疗睡眠障碍……这些问题中有些是属于科学问题，有些则应该是常识问题。为此，本书对这些常识问题和科学问题进行了阐释，希望在为公众介绍睡眠科普知识的同时，解码睡眠相关的科学奥秘。

本书的插图由中央美术学院的龙喆和广西艺术学院的杨春语绘制，在此表示感谢！

2012 年 6 月于上海

目录

目录

目录

目录

目录

目录

目录

目录

第一篇　睡眠的基本知识

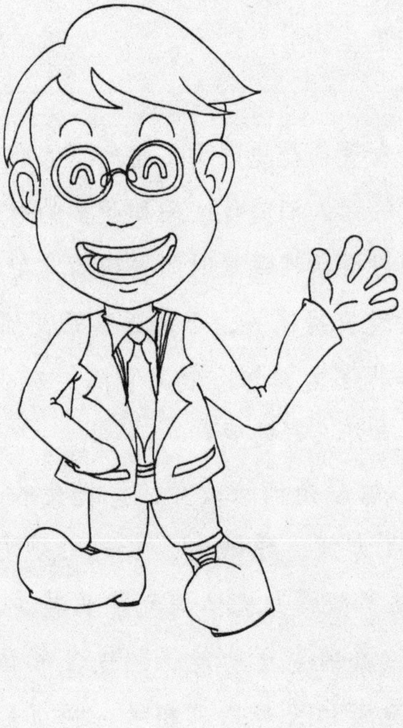

睡眠好处多

——睡眠的益处

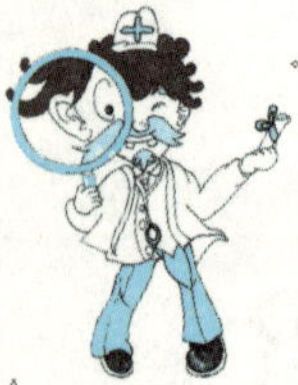

案例回放

王小姐是某外企公司的企划经理，最近经常加班到凌晨一两点，早上6点又要赶车到公司上班，每天睡眠时间不足5小时，晚上的睡眠质量很差。第二天起床后总感觉头脑昏昏沉沉，全身疲乏无力，样子憔悴不堪。更为严重的是记忆力变得很差，放东西丢三落四，对做好的案子内容记忆不完整，一段时间后常常会忘掉大半，开会时总是想睡觉，注意力很难集中，感觉自己的脑力大不如从前，整个人反应变得迟钝了。最后王小姐不得不求助于医生。

其实王小姐的这些表现都是睡眠不足惹的祸。我们知道人的一生中有三分之一的时间是在睡眠中度过的，人们为什么用如此多的时间来睡觉呢？随着生活节奏的日益加快，人们越来越习惯牺牲睡眠时间去应对学习和工作的压力，可往往事与愿违，学习和工作效率并没有提高。由于缺乏睡眠，面容变得憔悴，白天头昏脑涨，做事情丢三落四，工作提不起精神，效率下降。那么睡眠对我们的身心健康有什么好处呢？

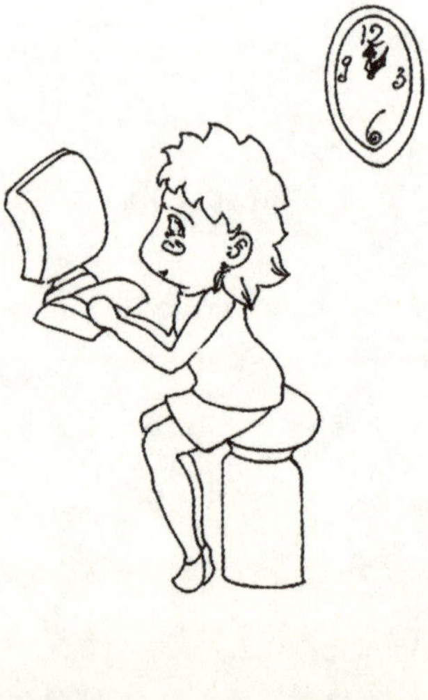

睡眠的好处很多。睡眠是消除疲劳、促进生长、恢复体力及精力的主要方式。睡眠中，人的心跳变慢、血压下降、呼吸频率减慢，机体消耗能量减少，有利于合成代谢，各脏器的生理功能得到恢复和调整，因而睡眠质量与健康和长寿息息相关。睡眠期间，脑垂体的各种促激素分泌增加，尤其是生长激素的分泌，能促进全身细胞的新陈代谢，有利于养精蓄锐和儿童的体格发育与生长。睡眠还能够巩固记忆，睡眠中的做梦期就是记忆信息的再现，是大脑对于相关信息进行重新处理、加工和巩固的过程，有利于形成新的神经联系，能够提高学习和记忆的效果。

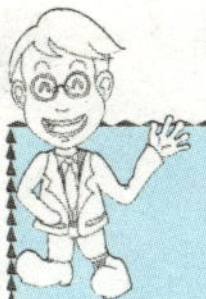

科学贴士

睡眠不仅有利于体力的恢复，也是记忆巩固的过程，对人体正常生理功能的维护起着非常重要的作用。

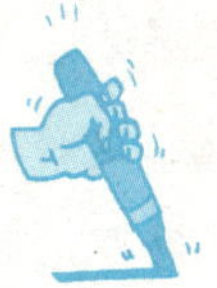

一夜好眠学问多　良好习惯不可缺
睡好神清又气爽　睡少神伤添烦恼

睡眠有深有浅

——睡眠的分期

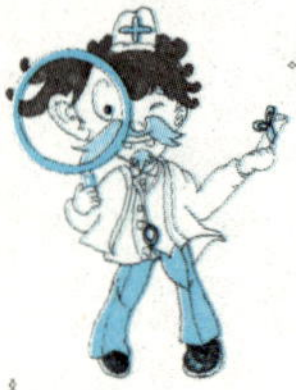

案例回放

吴女士最近经常觉得整夜都睡不着，就算睡着了也感觉在不停地做梦，可她的丈夫却说看到她睡着了，还听到她轻声地“打鼾”呢，这不是矛盾吗？他们两个到底谁说得对呢？吴女士到底睡没睡着？医生给吴女士作了检查，结果发现吴女士整夜基本上都处于浅睡眠期，缺乏深睡眠，在浅睡眠中觉醒次数也明显增多。因此，这种浅而易醒的睡眠让她感觉没有睡着，而她的丈夫看到的情况是她处于浅睡眠的时候。所以两个人都没有说错，只是吴女士对睡眠的主观感觉错了。

长久以来人们一直认为，人在睡眠的时候身体的功能处于一个完全静息的状态。然而科学家的发现打破了这个惯有的看法。1936 年 Derbyshire 等发现人在睡眠期间大脑皮层存在十分活跃的阶段——“跟醒着的时候一样”，此时的睡眠就没那么安静了。曾经有科学家记录了猫在睡眠期间的脑电图，分析结果发现猫在睡眠的时候，大脑并没有完全停下来休息，相反脑电活动非常活跃。可惜在当时这个观察结果并没有引起人们的注意。1958 年美国生理学家 Dement 和 Kleitman 的研究使睡眠领域产生了突破性的进展，他们在对人和猫进行的反复研究中，证实了睡眠期间存在周

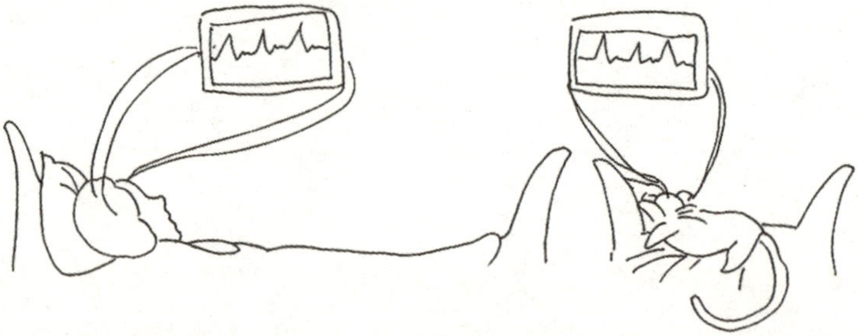

期性出现的伴随眼球快速运动的活跃睡眠阶段。由此，研究人员对人类的睡眠进行了分期研究。

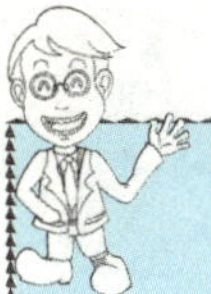

科学贴士

睡眠过程不是简单的静息状态，而是始终伴随着复杂生理变化的不同睡眠分期。

根据睡眠过程中的脑电活动表现、眼球运动情况和肌肉张力的变化等综合分析，可以将睡眠分为两种不同的时相，即慢波睡眠相和快波睡眠相。慢波睡眠又称为非快速眼动（nonrapid eye movement, NREM）睡眠。这一期的特点为全身代谢减慢、呼吸平稳、心率减慢、血压下降、体温降低、肌肉张力降低（但仍然能够保持一定姿势），无明显的眼球运动。慢波睡眠期分为 1 期（入睡期）、2 期（浅睡期）、3 期（中度睡眠期）和 4 期（深度睡眠期）。快波睡眠又称为快速眼动（rapid eye movement, REM）睡眠，也属于深度睡眠期。快波睡眠期脑的活动状况与清醒时十分相似，呼吸浅快而不规则，心率增快，血压波动，体温调节功能丧失，除眼球运动和呼吸运动的肌肉持续活动外，四肢和躯干的肌肉几乎处于完全松弛的状态。

我们睡着了，我们的身体是否也休息了呢？通过测定并分析人一整夜的脑电活动结果发现，在睡眠阶段的脑活动并非处于静止状态，而是表现出一系列主动调节的周期性变化。此时机体的各种生理功能，如感觉功能、运动功能和自主神经功能也随着睡眠深度的变化，在不同程度上进行着有规律的活动，如慢波睡眠时脑血流量减少，大部分区域脑神经元活动减弱，生长激素分泌增加，直接或间接地促进了生长发育等。所以，如果睡觉时间减少，可能会影响儿童体格的发育和生长。在快波睡眠期，脑代谢和脑血流量增加，大部分区域脑神经元活动增强。快波睡眠期的做梦就是记忆信息的再现，是对学习的信息进行重新整理加工的过程，有利于帮助形成新的神经联系，提高学习记忆的效果等。所以我们常常发现昨天学习的新知识经过一个晚上的睡眠后，在记忆印象中更深刻了，就是这个道理。

人在睡眠休息　大脑忙个不停
睡眠有深有浅　眼动有快有慢
各期分工明确　确保健康运转

睡眠有快有慢

——正常睡眠的构成

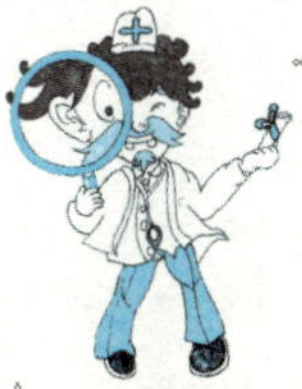

案例回放

晓鹏今年18岁了，经常在课堂上突然出现哈欠连连、倒头便睡的情况。甚至有的时候骑车时也会遇到这种不可控制的瞌睡发作，当时把车一放，倒地便睡。开始这并没有引起父母的关注。后来晓鹏频繁发生这种情况，而且在睡醒后出现短暂的全身不能活动、不能讲话的现象，可持续数秒至数分钟。晓鹏的父母非常着急，带他到睡眠门诊去看医生，医生说晓鹏患的这种病是发作性睡病。最后医生给晓鹏口服了一些白天促醒的药物，使得晓鹏的状况得到了改善。

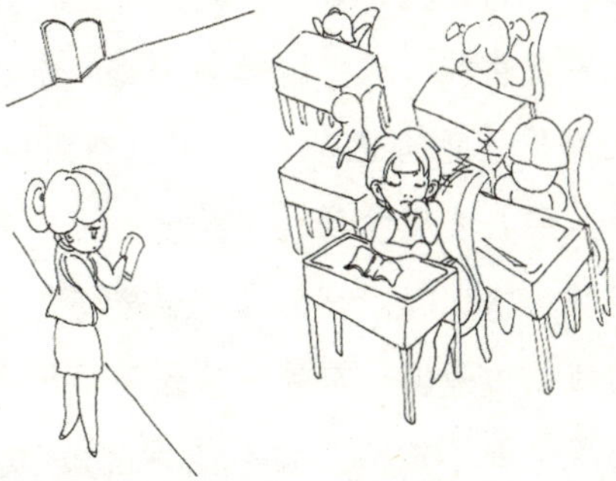

为什么晓鹏会突然出现这种不可抑制的睡眠发作呢？在我们的日常生活中，有的人一夜睡5小时就可以精力充沛，有的人一夜睡8小时还无精打采，虽然每个人的睡眠需求各不相同，但每个人的睡眠结构或构成是相同的。睡眠的历程包括4～6个连续的慢波睡眠和快波睡眠循环周期。所以，正常情况下，在24小时中人的意识是处于觉醒、慢波睡眠和快波睡眠3种状态之中变换，其重要规则是应该分别在预期的时间里单独出现。

正常睡眠是由慢波睡眠与快波睡眠两个不同睡眠时相构成。在整个睡眠过程中，慢波睡眠与快波睡眠交替出现。以正常成人夜间睡眠8小时为例。一开始首先进入慢波睡眠期，并迅速由1期依次进入2期、3期、4期并持续下去。在慢波睡眠期持续80～120分钟后出现第一次快波睡眠，持续几分钟后进入下一次慢波

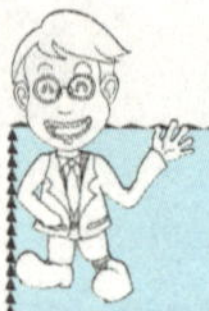

科学贴士

正常的睡眠结构由不同的睡眠分期组成，由浅入深，循环往复，交替出现。

睡眠，形成慢波睡眠与快波睡眠循环周期，平均每 90 分钟出现一次快波睡眠。越接近睡眠后期（接近天亮时），快波睡眠持续时间逐渐延长，每次可持续 10～30 分钟。在成人每昼夜总睡眠时间中快波睡眠时间占 20%～25%；慢波睡眠 1 期占 2%～5%，2 期占 45%～50%，3 期占 3%～8%，4 期占 10%～15%。整个睡眠期间这种慢波 - 快波睡眠周期反复循环 3～5 次，每个周期的各期不一定齐全，但都是从 1 期开始。凌晨时，每个周期中的睡眠深度变浅，不再达到 4 期。从慢波睡眠与快波睡眠的循环转换可以看出，睡眠过程并非一入睡就由浅入深并持续到天明，而是深一阵，浅一阵，深浅睡眠不断交替。

发作性睡病患者 24 小时总睡眠时间虽然与正常人相似，但对快波和慢波睡眠的起止调控发生障碍，于是就有了晓鹏在觉醒状态下突然出现快波睡眠的发作。可以表现为快波睡眠期的部分临床特征，如突然睡眠发作、睡眠麻痹（与快波睡眠相关的肌张力降低，单独不恰当地干扰或持续进入到觉醒状态，因此晓鹏会在觉醒瞬间出现全身不能活动和不能讲话），或猝倒发作（大笑或激动等情绪变化常常是诱发因素，所以也称为“情感性肌无力”）等。

睡眠分为快慢波　整夜交替来呈现
往复循环三五次　保证整晚好睡眠

我们是如何从睡眠中醒来的

——睡眠与觉醒

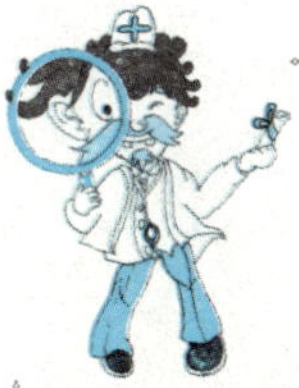

案例回放

小超今年15岁，常常在晚上入睡2～3小时后自己从床上坐起，双眼凝视前方，下地绕着卧室走一圈，然后继续上床睡觉，一般每周发作1～2次。这种现象已经持续近10年了，家人不敢唤醒他，但第二天他完全对此没有记忆。这就是老百姓常讲的“梦游症”，但是目前的研究表明，症状发生于慢波睡眠期，此时并没有做梦，所以目前已经改名为“睡行症”，其发生机制可能与睡眠期的觉醒障碍有关。发生睡行症的病因可能与过度疲劳、压力过大等因素有关。在睡行症发生时不要试图弄醒患者。尽量增加总的睡眠时间、缓解压力等都会减少发作的频率。

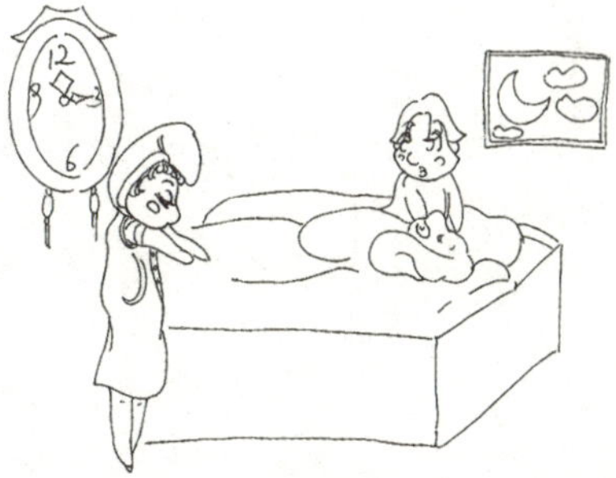

睡眠是人体一项重要的生理活动。入睡、醒来，人们每天都要经历这个过程。到底人是如何从清醒到睡眠，又是如何从睡眠到清醒的呢？

我们从清醒到睡眠，也就是入睡的过程，并不是我们想象的那样是慢慢开始的，而是瞬间完成的，这个过程大概用不了1秒钟的时间，就像几十亿个脑细胞都处于待机状态一样，所以，人们往往不知道是什么时候睡着的。到底人体是如何调控睡眠时间，以保证到时候差不多能“睡醒”呢？美国科学家最新研究发现，大脑中含有化学物质“组胺”的脑细胞，可能对人从睡眠中自然醒来起关键作用。主持这项研究的美国的杰罗姆·西格尔博士说，研究人员此前对患发作性睡病的狗进行实验时发现，狗在进入深度睡眠状态时，产生去甲肾上腺素及血管收缩素的脑细胞都中断了工作，但产生组胺的脑细胞却仍保持“正常工作”。他们的研究认为，产生组胺的脑细胞活动可能与保持人的清醒有关。所以平时我们在服用抗组胺类抗过敏药物后，常常会昏昏欲睡，就是因为里面的抗组胺成分不能让我们保持头脑清醒。

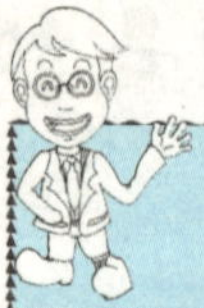

科学贴士

睡眠和觉醒过程都是受到复杂神经递质调节的高级神经系统功能。

入睡只是一刹那　组胺让你睡中醒

梦游不在梦中游　原来觉醒有毛病

昼夜节律对睡眠的影响

——昼夜节律对睡眠的影响

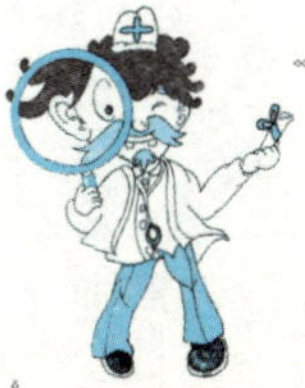

案例回放

孙教授乘飞机去美国洛杉矶讲学，刚到目的地时常常到了午夜还睡不着，过了几天睡眠就逐渐好转了。半个月后乘飞机回国，回来后又有几天睡不好觉，整天昏昏沉沉。孙教授每次出国回来总要难熬上几天，后来到医院睡眠门诊咨询后，才明白原来是“时差综合征”给闹的。

这种由于“时差”而引起的“睡眠紊乱”，是因为乘坐高速度航空器在比较短的时间内，穿越了2个以上的时区到达目的地后，机体“生物钟”还没有调整到目的地的“钟点”，仍然在按照出发地的速度运行，引起了昼夜节律失调，造成机体生理功能的紊乱。在由于时差问题引起的失眠患者中，睡眠时间分布不当的不利因素持续存在，且难以调整。他们的核心问题是当想睡、需要睡眠的时候却睡不着，而在不应该出现睡眠的时间和场合却出现了睡眠，相应地又在不应该醒来的时候醒来。当睡眠觉醒周期改变后，生物节律在一段时间内可重新调整到新的运行模式，这种睡眠紊乱可通过自身生物节律的改变而好转。所以孙教授适应几天后，失眠的情况就逐步好转了。

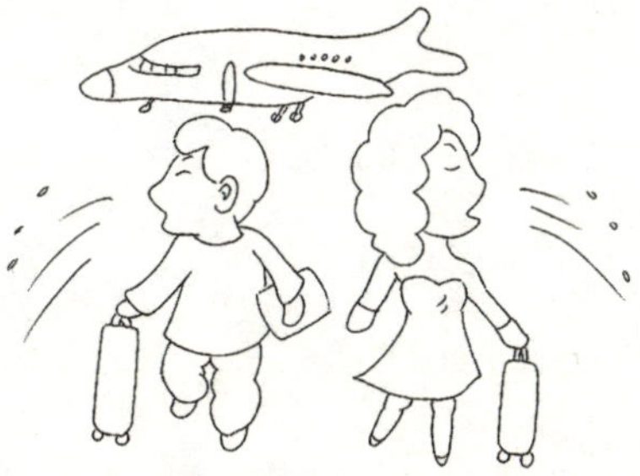

我们早上醒来后神清气爽、生机勃勃，到晚上的时候，就会觉得疲乏，需要睡眠休息，周而复始。孕妇为什么常常在夜间出现阵痛，在早晨分娩？医生为什么经常在这些时候因心肌梗死患者发病而忙碌？低血糖为什么在黎明更容易发生？所有这些现象都是因为昼夜节律的影响。在人类存在的历史长河中，绝大多数时间内都是日出而作、日落而息，且呈现的节律性与大自然的昼夜变化相一致，是人类赖以生存的基本条件之一。

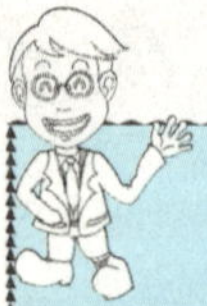

科学贴士

正常的睡眠-觉醒节律作为一种典型的生物节律，应该基本与昼夜节律保持同步。

地球物理环境的变化对于机体最为常见的影响，是地球自转形成的昼夜变化引起生物体内生理活动发生节律性变化。生物体这种与自然昼夜交替大致同步的生理活动周期性的改变，称为昼夜节律。人与生活在自然界的所有其他生物一样，并非是独立存在的，必须依赖和适应自然环境。人经常是按照与外界周期性的变化相同步的适应性变化，来创造体内活动的条件。人体几乎全部的生理功能都具有周期为 24 小时的节律性变化。人体的多种生理指标，如体温、氧耗量、血压、白细胞数、血液中肾上腺皮质激素和其他多种激素的含量、脑组织生物化学成分的含量等，都具有昼夜节律。早晨醒来后神清气爽、生机勃勃，与肾上腺皮质激素分泌的昼夜节律在此时处于最高峰有关。任何生物体内的各种生理活动必须与外环境的昼夜节律这一客观节律相互协调一致，生物体才能够生存下来、繁衍昌盛。

自然界里有昼夜　人体内部有节律
规律生活是真谛　按时睡眠才长寿
出国旅游倒时差　睡眠需要重调整

体内有个小闹钟

——生物钟对觉醒与睡眠的调控

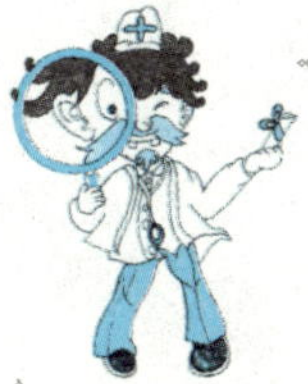

案例回放

欧洲名酒威士忌的商标是一个长寿老人的头像，据说这位老人活了152岁。当时的英国国王想见见这位长寿老人，就请他到皇宫来吃喝玩乐，以示隆重款待。老人受宠若惊，天天大鱼大肉，夜夜笙歌，白天睡觉，晚上玩乐，完全打破了以前早睡早起、粗茶淡饭的平淡的生活规律。没有想到的是，好景不长，由于生活规律被突然改变，一周后老人不治死去。这个故事也许已经无从考证，但也在一定程度说明了生物钟的重要性，规律生活才是健康长寿的基本生活方式。

一天二十四小时，一个月大约三十天，一年四季……人类和所有动物一样，都处于一个有周期性节律的环境之中。因此，为了生存，为了适应环境，生物就必须掌握这些节律的特性。生物钟的出现就是动物为了适应环境，不断进化的结果，生物钟负责接收外界节律性的信号，并依此来调节内环境，使体内环境与外部环境协调一致地运行。

生物钟是指生物形成并且保持24小时为周期的节律，最主要的是受到地球自转产生的昼夜明暗变化的影响。当生物使这种节律变成自身的固有节律之后，生物本身就好像具有感知时间的能力了，或者说在生物体内建立了一个钟，专门负责从时间上调节机体生理功能的职责，这个机制被形象地称之为“生物钟”。生物钟同眼睛、心脏和双手一样是被DNA所携带的遗传物质编码的，换句话说生物钟并不是后天获得的一种技能，它存在于刚出生的婴儿体内，随着脑的不断发育而逐渐形成正确的活动规律。这也解释了婴儿为什么白天睡觉而夜晚哭闹，就是因为生物钟还没有完全形成的缘故。

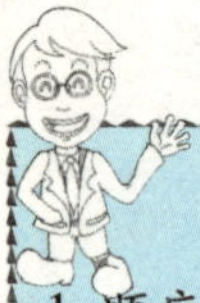

科学贴士

按照生物钟养生是长寿健康之道：

1. 顺应生物钟，减少生物钟磨损，保证生物钟“准点”运行。
2. 保养生物钟，生物钟难免错点，不能等到出了问题时才注意，而要经常保养，经常为健康充电。
3. 维修生物钟，生物钟错点已经表现出来，但还不严重，还未出现疾病，只是亚健康状态，此时正是维修的好时机。

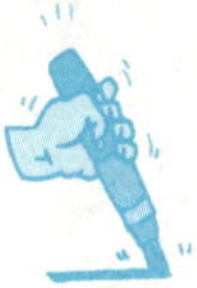

生物闹钟存体内　顺利运转很重要

时时遵循和维护　健康生活才确保

晒太阳有利于睡眠

——褪黑素对睡眠的作用

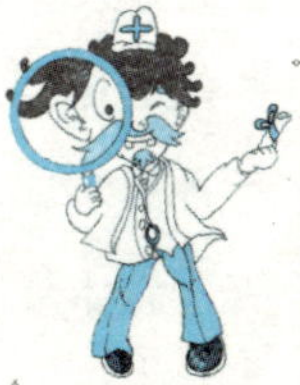

案例回放

邱爷爷今年63岁了，身体一直很好，以前睡眠也很好。但是最近这一年总是睡不着，睡着了也很容易醒，邱爷爷很苦恼：“为什么老了，睡觉就大不如以前了呢？年轻的时候总是觉不够睡，现在有时间睡了，反倒睡不着了。”

你有没有思考过人为什么要在晚上睡觉呢？当夜晚降临的时候，是什么让我们维持着这样日复一日、年复一年“睡眠-觉醒”的生活规律呢？原来我们的大脑中存在着一种叫松果体的腺体，它能分泌和释放一种神经内分泌激素，叫“褪黑素”。夜晚降临时褪黑素的分泌开始增多，到午夜时达到顶峰。由于褪黑素发挥的促进睡眠作用，人们进入了甜蜜的梦乡。曙光渐露，黎明到来，褪黑素的分泌减少，人们从睡梦中醒来。它的分泌与光线的强弱有关，在黑暗中褪黑素的分泌量要大大多于在光亮中，所以它与调节人的睡眠有关，这就是为什么在黑暗中比较容易入睡。

我们基本都有这样的生活经验，那就是你很少听到小孩子说睡不着，而常常听到老人抱怨睡不着、早醒。这是什么原因呢？实际上是因为控制我们睡眠的褪黑素的合成与年龄有关。一般在刚出生的婴儿体内只能检出很少量的褪黑素，直到3月龄时分泌量才增加，并呈现较明显的昼夜节律现象，夜间分泌达到高峰时，也是睡眠最深的阶段。幼儿的分泌量最高，青春期分泌量略有下降，以后随着年龄增大而逐渐下降，到老年时分泌量逐渐减少，

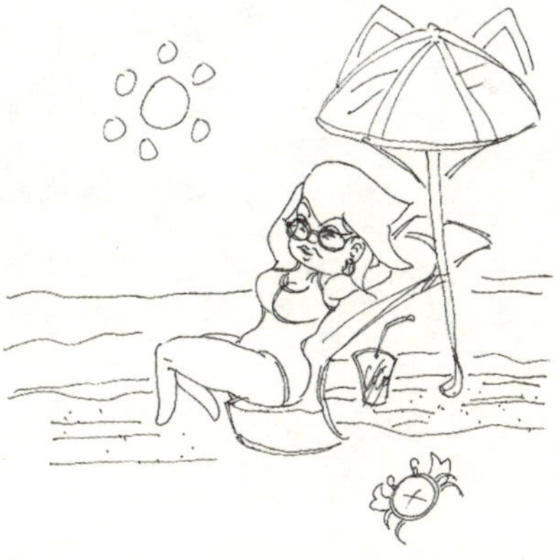

分泌峰值消失。所以老年人更容易出现睡眠障碍。

褪黑素的昼夜波动呈现24小时节律变化，受昼夜明暗周期的影响。光线由视网膜经颈上交感神经节和视交叉上核（SCN）传入，在夜晚时褪黑素合成与释放增多。白天视网膜感受强光，通过下丘脑抑制视交叉上核的活动，褪黑素合成分泌减少。褪黑素的生物学作用非常广泛，它的催眠作用机制尚不明确。目前有几种学说：①褪黑素直接发挥强制性的镇静催眠作用；②褪黑素作用于视交叉上核等部位，通过打开睡眠的“闸门”而使人容易入睡；③褪黑素还能够通过降低人的体温和清除脑中的自由基而诱导睡眠。

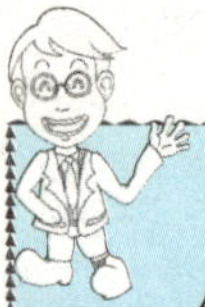

科学贴士

如果你在家里办公或者思考，那么去院子里边晒太阳边思考吧；如果你在休假，请多计划一些户外活动，去感受一下日光浴；如果你醒来了，就请立即打开窗帘或百叶窗，让阳光照进来；如果在早上和傍晚你还戴着墨镜，请摘下来，晒晒太阳吧。

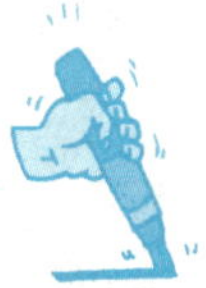

褪黑素管睡眠　功能作用真是好
白天少夜里多　催眠能力没话说
晒太阳促生成　安眠好梦长伴随

睡眠长个子

——激素对睡眠的调节作用

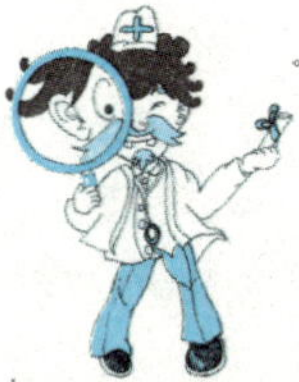

案例回放

小明今年12岁了，爸爸妈妈望子成龙，面对各种竞争和压力，平时除了日常的学习生活外，还给他安排了满满的课外学习项目。小明每天在写完作业后还要完成各种补习班的功课，甚至周末也不能好好休息，还要练习钢琴、绘画、书法等，每天都要忙到很晚才睡觉。久而久之小明的精神越来越差，干什么都提不起兴趣，更严重的是，小明体质也变差了，瘦瘦小小，经常感冒生病。

随着当今社会竞争压力的增加，家长对孩子的期望值不断提高，“望子成龙、望女成凤”比比皆是。有的家长认为孩子晚点儿睡没关系，第二天晚点儿起床，保证足够的睡眠时间就行了。实际上，这种观念是错误的。因为在不同的睡眠阶段，机体能够分泌不同的激素。比如影响孩子生长发育的生长激素，它在一天24小时中的分泌是不平衡的。其分泌量在睡眠时高于清醒时。80%的生长激素在人睡眠时分泌，特别是处于快速生长期的孩子，这个阶段是生长激素分泌的高峰，生长激素的分泌峰值位于入睡后的最初90分钟内，并且延续1～3小时。因此生长激素在前半夜分泌比较多，这时是“睡眠黄金期”，而到了后半夜，相对分泌要少些。正是由于小明长期的晚睡才导致了他上述情况的发生，因此早睡早起很重要。

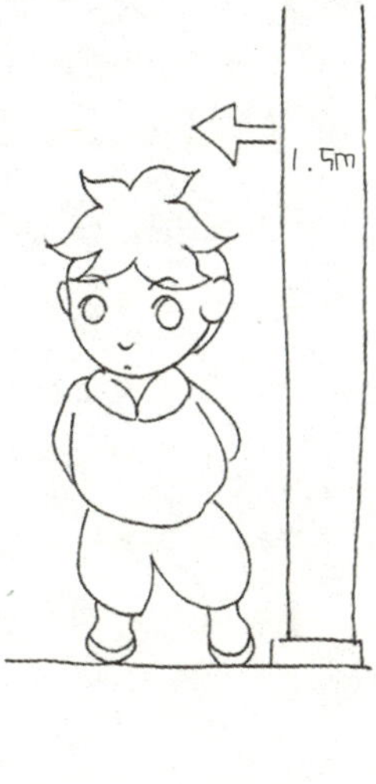

人吃了催眠药后就会昏昏欲睡，这是由于某种化学物质进入了人体，对大脑起了反应，产生了催眠的作用。科学家研究发现，其实人体内有很多自身分泌的化学物质（如激素）能够影响睡眠。越来越多的研究表明，睡眠与机体内不同时间分泌的激素之间有着千丝万缕的联系，不同的激素可以影响睡眠的不同阶段。目前研究较多的激素有褪黑素、生长激素、泌乳素和前列腺素等，其中褪黑素在前面的文章里已经详细讨论过了，这里对生长激素、前列腺素和泌乳素作一介绍。

1. 生长激素：在人类及其他动物都能观察到生长激素释放与深度睡眠的始动有关，而且主要与上半夜的慢波睡眠第 3 期、第 4 期有着特别密切的关系。生长激素分泌的峰值位于入睡后的最初 90 分钟内，并且延续 1.5 ~ 3.5 小时，这个阶段正是睡眠中最香甜的深睡眠阶段。

2. 前列腺素：前列腺素分为前列腺素 D2 和前列腺素 E2，其中前列腺素 D2 能够促进慢波睡眠第 3 期和第 4 期睡眠，而前列腺素 E2 可以明显延长觉醒，抑制慢

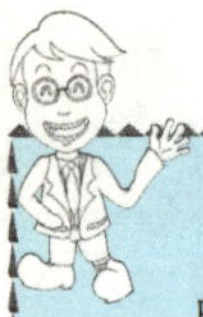

科学贴士

最佳起床时间：早晨 6 点左右是人体生物钟的“高潮”，体温升高，此时起床会精神抖擞。

最佳饮水时间：起床后饮水既可补充一夜消耗的水分，又可稀释血液，有洗涤肠胃、防止血栓形成的作用；餐前 1 小时喝一杯水，有助于消化液的分泌，促进食欲；睡前饮水，可冲淡血液，使循环通畅。

最佳工作时间：上午 10 时至下午 3 时工作效率最高。一般而言，上午适于脑力劳动，下午适于体力劳动。

最佳午休时间：人脑的活动能力在下午 1 时左右为低谷，故此时午睡最佳。

最佳锻炼时间：一般下午 4 时以后是进行体育锻炼的最佳时间，这时人体耐力上升，肌肉温度高，血液黏滞性最小，关节最灵活。

最佳睡眠时间：晚上 10 点左右上床睡觉，不影响睡眠激素的分泌。

波睡眠第 3 期、第 4 期和快波睡眠。

3. 泌乳素：研究人员发现中枢性泌乳素比外周的泌乳素对睡眠的影响大，中枢性泌乳素在快波睡眠调节中不起重要作用，而是起到了“介导”和“准许”的功能，参与了快波睡眠的调节。

睡眠真是不简单　各种激素睡中产
早睡早起健康道　精力旺盛效率高

年龄不同，睡眠有差异

——不同年龄阶段睡眠的特点

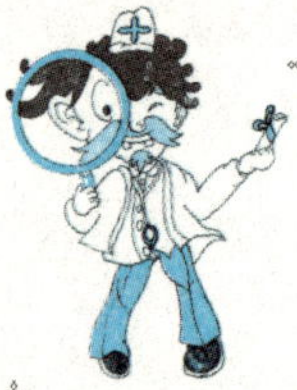

案例回放

赵奶奶每天晚上8点左右就会坐在电视机前打瞌睡了，所以基本上9点就早早睡觉了，她的儿子小强却常常工作到11点左右才去睡觉。早上天刚蒙蒙亮，也就是5点左右，赵奶奶就起床了，而小强早上起来却没了晚上的精神劲，常常是上班时间快到了才起床，来不及吃早餐就向单位飞奔而去。这些正体现了年轻人与老年人作息时间的主要差异，而且随着年龄的增加睡眠时相提前，这就是为什么我们常常看到老年人早睡早起，而年轻人是晚睡晚起。

“三十年前睡不醒，三十年后睡不着”，这虽然不是一句什么古话，但是它是大有来头的。据说在重庆谈判期间，毛泽东受到了蒋介石的高规格接待，一同住在蒋的梅园别墅中。清晨6点在花园中，早起的毛不期而遇同样早起的蒋，蒋问道：“睡得如何呀？”毛主席当时就是这样回答的。当然毛主席语带双关，讲的是政治，而我们这里用它讲的是睡眠，年轻的时候总是感到觉不够睡，老了以后反而睡不着了。从襁褓到耄耋之年，连续睡眠的能力下降，睡眠时间会逐渐缩短。也就是说不同的年龄阶段有着不同的睡眠特点。

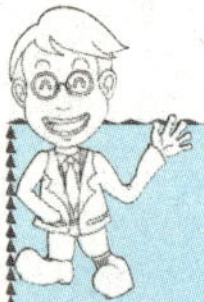

科学贴士

不同年龄的人什么时间睡觉最理想？儿童最好在晚上8点半之前睡觉，青少年应该在晚上9点左右睡觉，成年人应该在晚上10点左右睡觉，老年人应该在晚上9到10点睡觉。

睡眠的年龄特征非常显著。首先不同年龄的人对睡眠的需要量存在较大的差异。婴幼儿每天需要13～18小时的睡眠，儿童期（2～12岁）每天平均睡眠10～12小时，少年期（12～18岁）

为 9 ~ 10 小时，成人一般在 7 ~ 8 小时，老年人（60 岁以上）一般在 5 ~ 7 小时。人出生后，随着年龄的增长，总的睡眠时间逐步减少的机制尚不清楚。有的睡眠专家认为可能与维持睡眠和觉醒的神经结构有关。维持睡眠的神经结构成熟得比较快，而维持觉醒能力的神经结构成熟得非常慢。另外，各期睡眠的比例也与年龄有密切关系。深睡眠（慢波睡眠的第 3 ~ 4 期）随年龄的增长而减少，而浅睡眠（慢波睡眠的第 1 ~ 2 期）则逐渐增多，直到老年这一趋势不变，到 75 岁时，第 4 期深睡眠甚至完全消失。

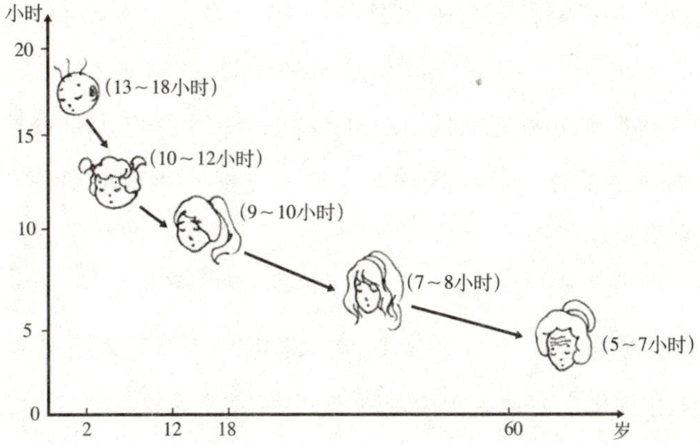

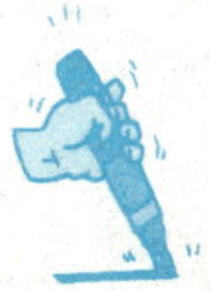

年轻的人睡不够　年老的人睡不着
人年龄越来越大　觉睡得越来越少
虽然睡眠有规律　个体差异要尊重
睡眠保质又保量　健康长寿乐陶陶

睡眠长短因人而异

——睡眠的个体差异性

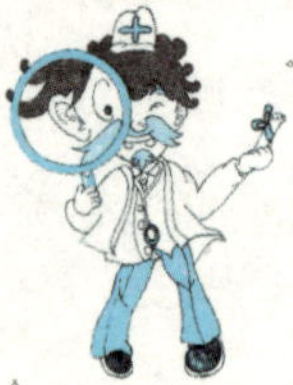

案例回放

历史上不乏长睡眠和短睡眠的实例。著名的法国皇帝拿破仑，据说每天只睡3个小时。发明大王爱迪生每天只睡4个小时。最令人吃惊的是全能天才达·芬奇，据说他每天只睡90分钟。文献记载的一位极端超短睡眠者是英国的一位70岁护士，自幼少睡，经过连续7天时间的睡眠监测，发现她每天只睡67分钟。与此相反，睡眠时间长的例子有爱因斯坦，他基本上每天都睡10小时以上。但不管他们的睡眠时间有多大差异，他们都遵循了自己的睡眠需要，第二天醒来能够感到神清气爽，白天的生活也不受影响。

人的睡眠需要量存在较大的个体差异。有的人每天需要睡眠10小时，第二天才能有充沛的精力工作，有的人只需要睡眠5小时就足够。研究发现睡眠时间长的人，睡眠中慢波睡眠第1期和第2期浅睡眠占的比例较大；相反，睡得少的人慢波睡眠第3期和第4期深睡眠时间较长。睡眠需要量取决于种族、环境、心理及疾病等因素，也取决于一周中的某日、工作的性质、人格、心情及1年中的不同季节。一般睡眠7～9小时者占80%，睡眠4～5小时者（短睡眠者）和睡眠9～11小时者（长睡眠者）分别占5%～10%，睡眠少于4小时者（超短睡眠者）和睡眠大于11小时者（超长睡眠者）分别占0.1%。另外，有的学者发现睡眠时间的长短与人的性格有关系。睡眠时间短的人大多是乐天派，勤奋好学，充满自信，是容易适应社会的人，

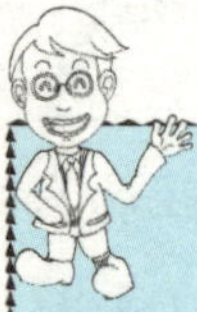

科学贴士

睡眠时间的长短有着明显的个体差异，只要第二天的精力能够很好地恢复，不一定要求必须睡足7～9小时。

属于外向型性格。睡眠时间长的人大多深思熟虑，小心翼翼，富有艺术创造性，属于内向型性格。

有的人睡眠时间比一般人多，有的人睡眠时间比一般人少，那么究竟多长时间算多了，多长时间算少了呢？睡眠时间长的人又称长睡眠者，是指成年人长期每天总的睡眠时间超过 9 小时，在 24 小时内的睡眠时间与同年龄组相比明显增多。短睡眠者是指个体在 24 小时内的睡眠时间与同年龄组相比明显减少，每天常规的总睡眠时间少于同年龄组正常最短睡眠时间的 75%，通常为 4 ~ 5 小时。无论长睡眠者还是短睡眠者，睡眠的基本生理和结构都正常，又称为“健康性嗜睡症”和“健康性失眠”，目前无需特殊治疗。

睡眠时间有长短　每人需要量不同
长的多达10小时　短的少于5小时
觉多觉少不是病　无需特殊去治疗

脑梗死后睡不着

——与睡眠有关的神经递质

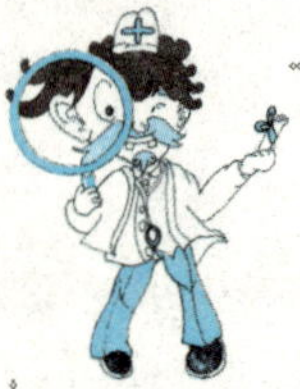

案例回放

李奶奶患脑梗死住进医院已经1周多了，所幸治疗及时，病情得到了控制，但是她的子女发现，近几日李奶奶白天总是睡觉，叫也叫不醒，一到晚上却来了精神，要吃东西还经常吵闹，搞得同房间的其他病友都不能好好休息。医生给李奶奶开了调整睡眠的药物，情况才得到改善。为什么李奶奶会这样呢？原来脑梗死后3～5天常会出现睡眠障碍，主要表现为夜里睡不着、入睡困难，睡着了容易醒来，醒来以后很难入睡，白天困倦不堪，睡眠日夜颠倒。为什么脑梗死后会出现睡眠障碍的问题呢？因为脑梗死后，脑组织缺血导致了神经递质的释放发生了变化。其中，多巴胺释放增加，而去甲肾上腺素和5-羟色胺（5-HT）含量明显减少，影响了睡眠和觉醒的调节。

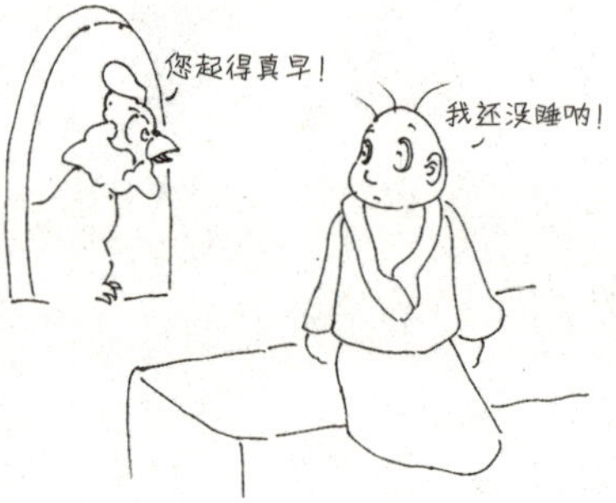

我们每天晚上都会睡觉，每天早上都会按时醒来，但是对睡眠和觉醒到底是怎么发生的至今仍然知之甚少。最早曾有人认为睡眠是觉醒的简单终结，这种把睡眠看做是一个被动的过程的观点目前已基本被否定。现在的研究证实睡眠是一种主动的神经调节过程，但又不是特定的神经结构所引起的。于是就有人大胆提出了睡眠的发生是不是与某些物质的作用有关？比如不同的神经递质。近年的研究证实了这一观点，研究发现睡眠的发生确实与中枢神经系统内某些特定的神经结构以及所产生的不同神经递质的作用有密切关系。那么什么是神经递质呢？顾名思义，可以解释为与神经传导有关的一些能够传递信号的物质。

神经递质是神经末梢释放的特殊化学物质，它能作用于支配的神经元或效应细胞膜上的受体，从而完成信息传递功能。与睡眠有关的神经递质有 5-羟色胺（5-HT）、去甲肾上腺素（NE）和乙酰胆碱（Ach），都直接或间接地参与了睡眠的生理调节过程，但每种神经递质对于快波睡眠及慢波睡眠的作用机制是不同的。5-HT 参与产生和维持慢波睡眠。NE 主要与快波睡眠及觉醒的维持有关。脑内 Ach 主要参与了快波睡眠的启动过程。NE 和 Ach 在 5-HT 能神经元的触发下，产生快波睡眠。这三种神经递质的交互作用导致觉醒与睡眠及慢波睡眠与快波睡眠的周期性变化。当然，关于它们的作用机制，仍然需要进一步的深入探讨。

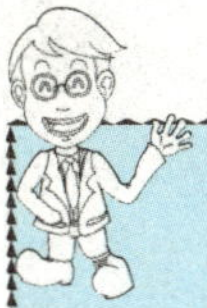

科学贴士

睡眠的起始和维持都需要多种神经递质的共同作用，通过复杂的神经环路进行系统化的调节。

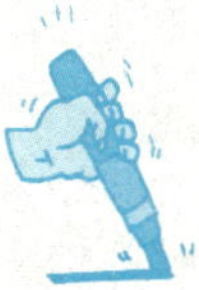

睡眠发生很神奇　各种递质显神威
组胺胆碱肾上腺　共造一夜好睡眠

睡不着觉人烦躁

——睡眠不足对机体的影响

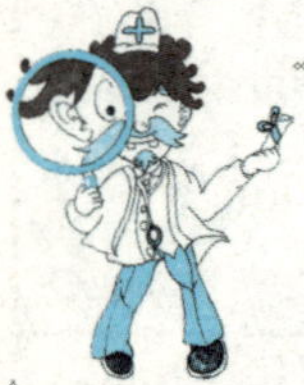

案例回放

1965年美国圣迭戈的17岁少年兰迪·加德纳（Landy Gardner）为了使他的名字列入吉尼斯“世界之最”，创造了连续11天（264小时）不睡的记录。事后他回忆当时感觉自己非常疲劳，脾气变得暴躁，没有食欲，整个人昏昏沉沉，就像感冒了一样，总想着睡觉，做什么事情都不能集中精力。后来去补了一觉，睡了14小时40分钟就睁开了眼睛，并且很快就恢复了体力和精神，完全恢复正常了。从这个案例我们看到睡眠是我们生命中不可缺少的，是必需的，而且恢复睡眠的时间远远小于睡眠被剥夺的时间。

对于每个人来说，睡眠就像呼吸一样，是最为基本的生理需求。大文豪莎士比亚曾把睡眠比喻为“大自然的保姆”，所以一旦睡眠不足，就会对机体产生或多或少的影响。有的时候，睡眠严重不足的结果甚至是致命的，剥夺睡眠就像剥夺呼吸一样，是万万不可的。

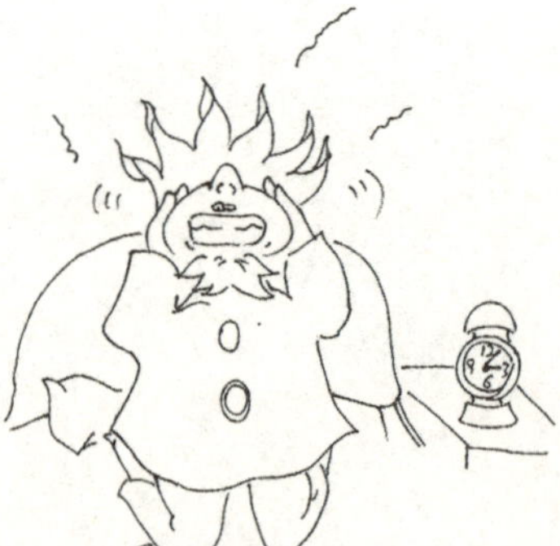

夜间睡眠缺乏会扰乱生长激素的正常分泌，并使得儿童的生长发育受阻。睡眠不足会使人体的免疫系统受损、内分泌失调、代谢出现问题，易诱发胃溃疡、感冒、肥胖、脑梗死、心脏病甚至癌症。胰岛素的分泌量会减少，可能导致糖尿病。另外学习记忆能力明显下降。睡眠不足的人经常会这样描述自己的感觉：“我明显感到办事效率差，总想睡觉，精力不够充沛，比如我不能像以前那样集中精力学习，很容易忘事，容易泄气，对于克服困难变得急躁，没有信心，就像患了感冒一样。”这段话非常鲜明地指出了睡眠不足对机体的影响：作业能力下降，疲劳，注意力集中困难，记忆力下降，情绪不稳定，容易激动、发怒和沮丧等，还有其他一些无法言说的不适体验。

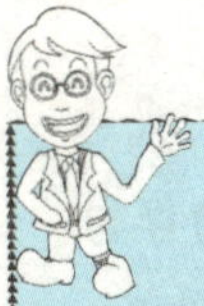

科学贴士

对于倒班作业的人员，如医生、士兵、轮班工人、照顾儿童的母亲和长途汽车司机等，通常都存在长期慢性睡眠剥夺的问题，建议在睡眠剥夺后及时给予睡眠的恢复，尽量减少睡眠不足带给机体的不良影响。

睡眠如呼吸　生命不可缺
剥夺睡眠后　补觉损害小
劝导熬夜人　重视睡眠好

头悬梁，锥刺股非真理

——儿童的睡眠问题

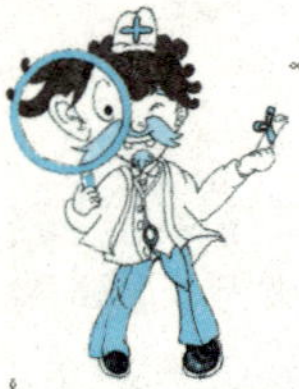

案例回放

我国古代有很多刻苦成材的例子，最著名的恐怕就是“头悬梁，锥刺股”了，说的是战国时期，有一个叫苏秦的人发愤学习的故事。他发愤学习采用的办法就是把自己的头发吊在房梁上，人困了打瞌睡，头一动，就会被拽醒，可这个办法后来不管用了，实在是太困了，那怎么办呢？他用一个锥子在困的时候扎自己的大腿。这个办法实在是有点血腥了，现在的人是不用了，但这个办法的实质内容却被保留了下来，而且还得到了很多人的认同呢。比如现在很多学校的老师和家长为了提高孩子的学习成绩，不断延长学习时间，孩子每天的睡眠时间只有6个小时左右甚至更少，或许这就是另一种情况下的“头悬梁，锥刺股”了。久而久之，孩子的学习成绩不但不能提高，智力和身体的发育及健康都受到了严重影响。

儿童正在长身体的时候，睡眠时间要适当，既不能过多睡懒觉，又不能缺觉太多，两者都是有碍儿童健康的。特别是学龄儿童如果睡眠时间过少，会严重影响到生长发育。儿童最常见的睡眠障碍有梦游、夜惊、梦呓、梦魇、打鼾、频繁夜醒、睡眠不安、入睡困难等。睡眠障碍会直接降低睡眠质量，进而影响儿童的生长发育。由于儿童体格生长所需要的生长激素只有在睡眠状态下才能达到最高分泌水平，睡眠不好会造成孩子记忆力减弱，影响儿童认知功能，引起疲倦、注意力不集中、易激惹、易冲动等症状，甚至会影响孩子的免疫功能。

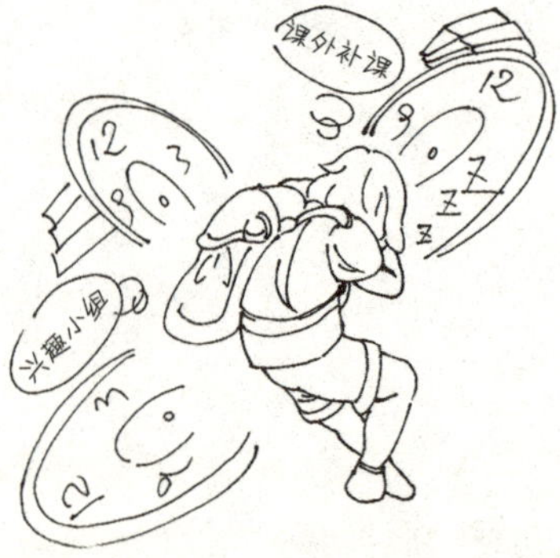

造成儿童睡眠障碍的主要原因有：一是呼吸系

统疾病。研究发现，儿童常有鼻塞、感冒、扁桃体或腺样体肥大等表现，导致呼吸浅、快，甚至发生窒息，从而造成睡眠碎片化。二是不良生活习惯。研究发现，儿童经常饮用咖啡等刺激性饮料、睡前看电视、打游戏过久都会引起睡前过度兴奋，难以入睡。三是睡眠启动阶段存在不良习惯。部分儿童入睡前需要双亲的拥抱、抚摸以及玩具、枕头和音乐等的帮助，如不能满足要求，则表现出入睡困难、兴奋甚至哭闹。四是双亲的情绪状态。母亲孕期情绪低落、父亲焦虑或抑郁，都会导致儿童睡眠障碍的危险性增加。

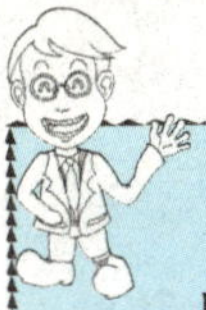

科学贴士

儿童睡眠的最佳睡眠时间应在晚上 9 点之前，睡眠时间点应该规则和固定，应将变动限定在最小的范围内；最佳的睡眠时间应达到 10 小时左右。睡觉前一段时间应保持环境安静、心态平和，应避免看惊险、激动等刺激性强的电影或电视剧。对于夜惊的儿童，也不要让其睡在父母的房间，可以让他们在睡觉前洗个热水澡、喝杯牛奶，有助于诱导良好的睡眠。

儿童睡眠最重要　生长激素长身高
睡眠不足会发胖　悬梁刺股不能要

老年人爱打盹

——老年人的睡眠问题

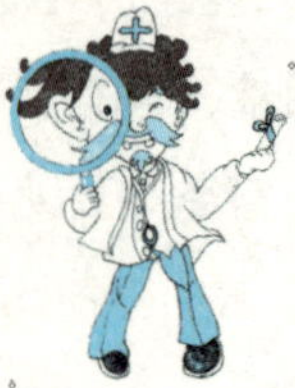

案例回放

钱女士今年65岁，最近5年逐渐出现夜间睡眠不好，表现为入睡困难，上床后需要1～2小时才能入睡，但是刚刚睡着2小时左右就醒过来，然后直到天亮，处于似睡非睡状态。白天则精神不振，经常打瞌睡。

王大伯虽然刚刚60岁，但近3个月来经常在白天安静时出现左侧小腿的不适感，表现为刺痛、发麻或有虫子爬行感等，左腿怎么放都不舒服，特别在夜晚上床休息的时候，这些不适感更为强烈，站立活动一段时间能使这些不适感觉明显减轻，有时通过敲打下肢、散步、按摩等方法也能够获得缓解，在熟睡后这些症状消失。这些不适感觉出现后，常常要持续几个小时，严重的时候整夜都不能入睡，白天出现烦躁、精神不振。医生诊断他患了“不安腿综合征”。医生说在老年人群中，不安腿综合征是一种常见的睡眠障碍。

人们常说人越老觉越少，可在公园的长椅上你会经常看见晒着温暖的太阳、打盹的老人。老年人比年轻人更爱睡午觉，主要的原因还是老年人夜间的睡眠质量下降造成的。

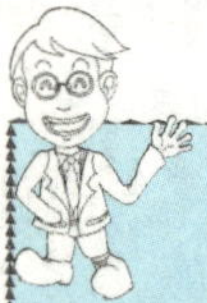

科学贴士

午睡是保持精力的好习惯，但是过长的午睡不但会影响工作，还会干扰晚上的睡眠，甚至威胁到生物钟的功能，所以午睡一般在30分钟以内比较合适。

人到老年以后，大脑皮质的功能不如中青年人活跃，新陈代谢减慢，而且体力活动也大为减少，这些与老年人睡眠-觉醒节律改变（睡眠时相提前、周期性节律幅度变小）有关。因此，老年人能够获得睡眠的时间也随之减少。俗话说

“前三十年睡不醒，后三十年睡不着”。一般老年人一个晚上睡6小时左右就足够了。由于老年人晚间不易入睡，半夜容易醒来，睡眠时间相对短了些，通常是通过白天的午休和打瞌睡的方式，来缓解夜间有效睡眠时间不足带来的疲劳。老年人最为常见的睡眠障碍是失眠，除了生理衰老方面的原因，还有一些是因为其他疾病造成的，如睡眠障碍（阻塞性睡眠呼吸暂停综合征、不安腿综合征）、内科疾病（急慢性疼痛综合征、纤维肌痛综合征、慢性阻塞性肺疾病、缺血性心脏病、充血性心力衰竭、胃食管反流、夜尿）、神经科疾病（帕金森病、痴呆、卒中）、精神科疾病（抑郁症、焦虑症）、药物、物质使用（酒精、咖啡因）和心理性应激源（退休、丧偶）。以上这些原因都是老年人发生睡眠障碍的常见原因。

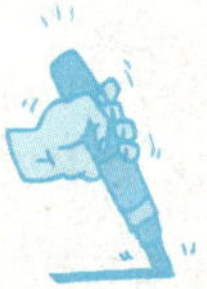

人到老年爱打盹　缘来夜间睡眠差
睡觉打呼别小瞧　早点治疗利健康
短暂午睡好习惯　精力充沛加油站

女性睡眠有特点

——妇女的睡眠问题

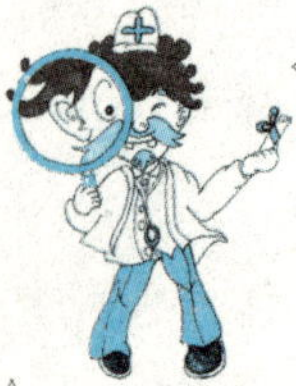

案例回放

王女士今年32岁，结婚5年一直没怀上孩子。最近发现怀孕2个月，全家人都非常高兴。为了保证孩子顺利出生，全家人关怀备至，王女士本人也小心翼翼。到怀孕第5个月时，她感到睡眠出现了问题。每晚入睡时间长达1～2小时，在睡着2～3小时后又出现频繁觉醒、早醒。白天非常疲劳，精力不足。王女士感到很痛苦，她说过去自己的睡眠总体很好，仅仅在月经期有2～3天睡眠稍差。对于自己在求子多年终于如愿以偿之时，却出现了睡不着觉的现象，王女士百思不得其解！

女性因为其特有的月经期、妊娠期和更年期等生理性周期，会在睡眠方面呈现出不同的特点。

1. 月经期：调查资料显示，在经期，因为子宫内膜剥脱出血会带来不适的感觉，所以需要休息的时间稍长，此后的卵泡期和黄体期睡眠时间无显著差异；但卵泡期与黄体期相比较，在卵泡期常常多梦、易醒，而且再入睡困难，以致白天的精力和体力较差，这提示在卵泡期睡眠质量差，夜间觉醒干扰大，快波睡眠时间延长，慢波睡眠时间缩短，以致没有睡足，机体的体力没有得到完全恢复。女性睡眠的时间和质量随月经期体内雌、孕激素浓度呈现出周期性变化，提示女性睡眠行为的变化与性激素的周期性变化密切相关。

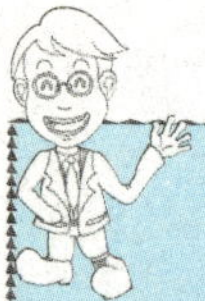

科学贴士

女性因为其自身特有的月经期、妊娠期和更年期等生理因素，睡眠时间和质量也会受到影响。因此，女性要注意特殊时期的睡眠问题，保证规律的生活、工作和学习。

2. 妊娠期：由于妊娠期的生理和内分泌代谢

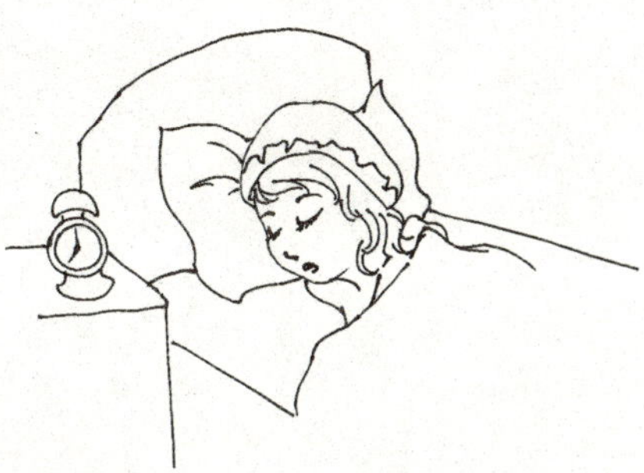

发生显著变化，以及妊娠与围生期伴随的各种心理压力，常导致孕妇睡眠质量和心身状况发生显著变化。在妊娠期的体重增加、片段睡眠、深睡眠缺乏、易醒等常常导致睡眠模式发生改变，睡眠时间虽长，但睡眠效率低。因此，妊娠期激素变化、体重增加和胎动等是孕期，尤其是孕晚期出现睡眠障碍的重要因素。

3. 更年期：调查表明，随着年龄的增加，更年期妇女的睡眠质量有降低的趋势。可能是由于女性步入更年期后，机体的各项生理功能日趋衰退以及社会或家庭的各种不良因素，导致心理素质较差者易发生抑郁、恐惧、担忧等情感变化。

很多研究发现，女性不论是失眠或是睡眠过多，冠心病的发生风险均比每晚有规律睡眠 8 小时的妇女高。研究人员以 1.2 万人的健康追踪调查数据为基础，发现每晚平均睡 9 ~ 11 小时的妇女，冠心病的发生风险要比有规律睡眠 8 小时的妇女增高 38%。另一项研究人员花费 10 年时间对 71 万名妇女进行的调查发现，那些每晚只睡 5 小时或更少的人，冠状动脉狭窄的风险比每晚保持 8 小时充足睡眠的人要高 45%。排除吸烟和体重等因素，与睡眠 8 小时相比，睡够 6 小时的妇女患心脏病的风险高 18%，睡够 7 小时的妇女患这种病的风险高 9%。因此研究人员得出结论：“这个结果提醒那些工作狂、喜欢看电视和上网到很晚的人，每天有充足的睡眠是健康生活方式的重要部分。”

妇女睡眠有特色　生理周期各不同

睡多睡少都不好　规律生活最重要

第二篇　睡眠与梦

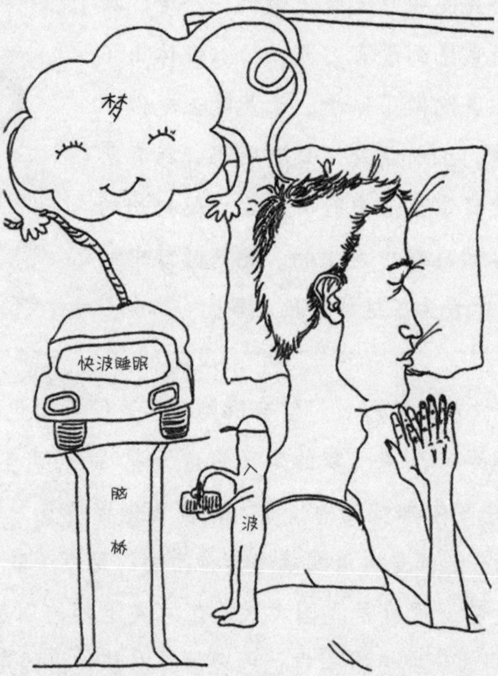

梦是什么

——梦的定义

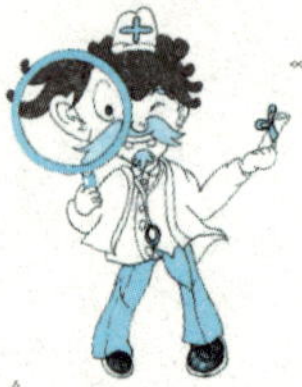

案例回放

赵奶奶今年66岁了，一天早上醒来就和她的老伴李爷爷说了一件事情，说她的体检报告出来了，肝上长了肿瘤。她去问了医生，医生说只能活3个月了，她当时就哭了。心想如果她走了，老伴可怎么办呀？李爷爷一听吓坏了，问这是什么时候的事情，赵奶奶说是她昨天晚上做的一个梦。原来，赵奶奶最近经常感到没有力气，担心身体出了什么问题，昨天去医院做了体检，于是晚上就做了这样一个可怕的梦。正所谓是：日有所思，夜有所梦。这样的事情在日常生活中时有发生。赵奶奶的梦恰巧是在体检后的睡眠中发生的，她将睡梦中的幻景当成事实了，才发生了这样一段故事。

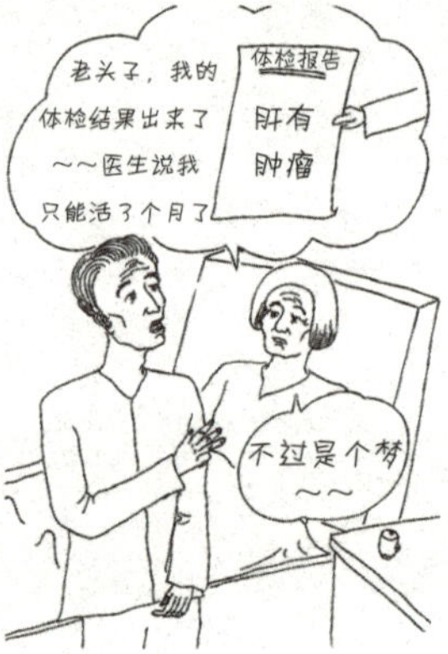

我们每个人都有做梦的经历，经常会听到有些人绘声绘色地谈论梦的内容。那么什么是梦呢？古往今来，关于梦的定义可谓五花八门。《墨经》上说："梦，卧而以为然也。"梦是睡眠中知觉到的情景，做梦首先要睡觉，否则何以梦而言。梦是睡眠中的不安稳状态；梦是人清醒状态精神活动的延续；梦是一种无意想象；梦是人对客观现实的反映。这就是我国古代思想家关于梦的四层涵义的阐述。20世纪60年代以来，不同的研究者根据自己的理解，对梦作出的定义也是各种各样的。1962年，福克斯等认为"梦就是睡眠中发生的任何伴有视觉、听觉或运动觉的影像。"伯杰等对梦的定义是"有多种感觉影像及感觉的发生，对当事人来说是怪异的或不真实的"。诸此种种，均对梦做了高度概括，又似乎都不完整。如何给梦下一个准确的定义，却很难一下子概括清楚。

现代医学认为梦是经历了快波睡眠后残留的一段记忆，梦的定义必须具有以下两个特点：一是它必须是在睡眠中出现的一种复合体验；二是它是一种经过组织后、能让人产生知觉的影像，这种影像会发生进展或变化。也就是说梦是一种自然产生的幻觉，而在睡眠中却被当做事实而接受的幻觉。这个观点被大部分科学家所接受。事实上，梦是发生在快波睡眠期，所以每个夜晚梦都是间隔 90 分钟周期性地出现，而且是一种自发性的心像活动。如果把“自发性”和“周期性”这两个特点加到现代医学有关梦的观点中，梦的定义就会更为完整了。

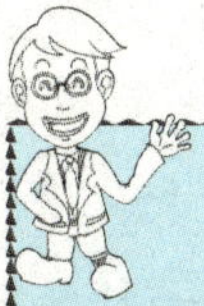

科学贴士

梦是在睡眠中周期性出现的一种复合体验，是一种自发性产生的幻觉，而在睡眠中却被当做事实存留在记忆中。

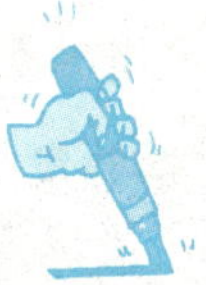

做梦到底为什么　说来五花又八门
睡眠有梦增色彩　百般滋味醒后寻

梦里花落知多少

——梦的内容

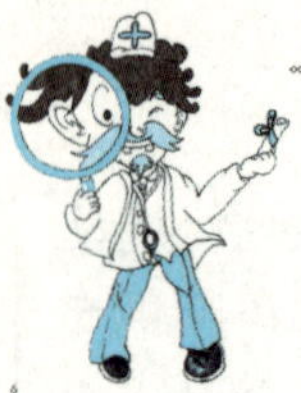

案例回放

梦者会知道自己在做梦吗?

19 世纪末有一个叫赫维·德圣德尼斯的人在准备外出旅行之前，买了一种刚刚问世的香水，打算在旅途中自己使用。回到家时，他把香水瓶交给了自己的管家，并且要管家在某一天他睡着的时候把香水洒到他的耳朵上。几个星期后的一个早上，赫维·德圣德尼斯醒来时，他记得自己刚刚做了一个关于旅行的梦。仆人告诉他，在前一天晚上他把那瓶名牌香水洒到了睡眠中的主人耳朵上，原来是香水味为做梦者确定了方向。做梦时，做梦者会把各种联想带入梦境。做梦者会知道自己正处于梦境，这种罕见的现象称为醒梦。它表明了做梦者的某种自我意识以及对梦的潜在性控制。醒梦背后的生理机制现在尚未真正弄清楚。其实通过对梦的定向（人们做得最多的梦）研究，最终完全有可能弄清醒梦的生理机制。

在人类的种种生理“景观”中，没有哪一种能与梦相比拟。色彩之缤纷，情节之莫测，内容之诡异，令人既新奇异常又困惑不已。一部好莱坞大片《盗梦空间》用满溢的才思和想象挑战着观众的智力。而早在 19 世纪就有一批艺术大师，他们热衷造梦，沉迷幻想，挖掘潜意识，把梦境视为灵感的源头。梦的内容如此广阔，可纳山川日月；梦的内容如此幽深，可直抵无边心底。梦境仿佛一个巨大的冰山，真正显露在外面的内容只是冰山之尖，更为庞大复杂的部分还藏匿在水面之下。

弗洛伊德认为梦境经历三个阶段，人的意识就像冰山露出水面的那个小小的山尖，而它隐藏在水面下的那个庞大的身躯，则象征着人的潜意识和无意识。人做梦时，就像冰山一样，思维摇摆，浮荡在意识和无意识之间。人的前 1/3 梦境在意识和无意识里，反映的是睡前24～48小时的生活经历；中1/3梦境在无意识里，反映的是上周和上个月的生活经历；后1/3梦境在无意识和潜意识里，反映的是人生的经历。梦中出现的情景可以是完全不可能的或异想天开的大杂烩。梦中的人和事可能是熟悉的，也可能是与现实无关的荒诞的景象和人。而当事人关心的事物经常会被编织到梦境中去。也有人认为梦的内容是白天生活的延续，这种说法符合我国传统认为的“日有所思，夜有所梦”。德国的一个研究者霍尔把梦的内容分为以下八类：①各类人物；②各类动物；③人际间交往；④幸遇与悲遇；⑤成败经验；⑥户内或户外活动；⑦空间与物体；⑧情绪反应。

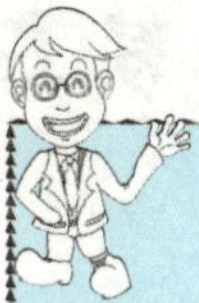

科学贴士

梦境的内容除了和自己的生活和经历有关，也可以反映出潜意识和想象中的内容。

色彩缤纷之梦境　莫测情节之内容
浮动意识无意识　唤醒冥冥潜意识
梦里花落知多少　有声有色梦境来

梦与现实有关系吗

——梦的内容的来源

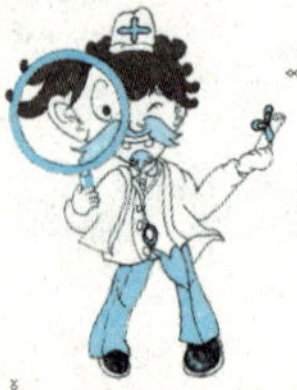

案例回放

日有所思，夜有所梦。

一位家庭主妇曾经做了如下的一个梦：“我梦见我到菜市场时太晚了，当我向肉贩说出要买的东西时，肉贩回答说‘那种东西现在再也买不到了’，然后拿出另外一种东西向我推销说‘这个也很不错’，被我拒绝了。去买菜时菜也卖光了。”这是一个很单纯的梦。这个梦的来源确实和她白天的经历有关。她白天去菜市场确实太迟了，以至于什么也没有买到，所以“肉铺早已关门”深入到她的印象当中，从而构成了梦中的这番叙述。这个梦境主要以言谈的形式表现出它的内容，梦见某人说什么，有时候和日常生活中清醒状态下所发生的一种情形相关联。肉贩说的“那种东西现在再也买不到了”到底从哪里来的呢？原来这位妇女在半个月前去心理诊所，医生曾经说过：“那些儿时太早的记忆，你可能再也想不起来了”，而被转移到了梦中。肉贩其实象征了心理医生，而她拒绝买另外一种代用品，也不过是她的内心无法接受“以前的想法和感受被转移到目前这种情形”的说法。

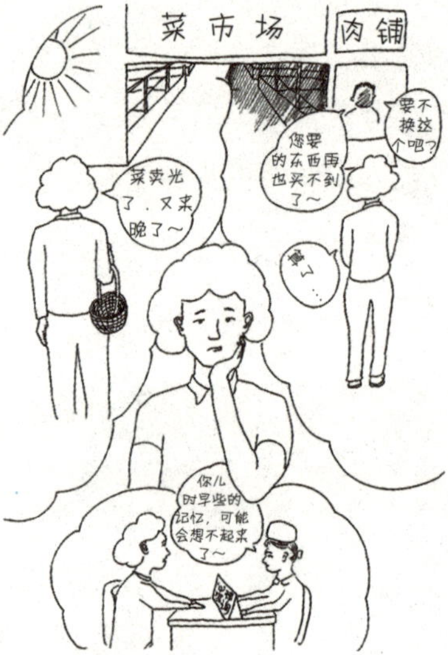
菜市场
肉铺
要不换这个吧？
您要的东西再也买不到了～
菜卖光了，又来晚了～
你儿时早些的记忆，可能会想不起来了～

我们知道梦是愿望的达成，那么梦的来源是什么呢？就我们大部分人平时的经验而言，几乎在每一个梦中发现它的来源就是在做梦的前一天的经验。所以我们在解析梦的时候，常常问做梦者前一天或最近发生了什么事情，而尝试在这里找到梦的来源。为什么从最近的经历和生活甚至思想中，能够探知梦从哪里来呢？

弗洛伊德认为梦的来源包括：①一种最近发生而且在精神上具有重大意义的事件，并不直接表现于梦中；②几个最近发生而且具有意义的事实，在梦中凝合成一个整体；③一个或数个最近发生而且具有意义的事件，在梦中以一个同时发生的无足轻重的印象来表现；④一个对做梦者本身极具意义的经验（经过回忆或一连串的思潮），却经常在梦中以另一个最近发生但无甚关系的印象作为梦的内容（以这一类梦最多）。所以我们得出结论，梦的刺激来源完全是一种主观心灵的运作，通过当天的精神活动将往昔的刺激变得像最近发生的一样新鲜。在对梦的来源作探讨时，我们会发现有时在心理上具有重大意义但却不是最近发生的印象，在梦的形成中会被另一种最近所发生但在心理上无关痛痒的芝麻小事所取代，只要它能符合以下两个条件：①梦的内容仍然保持其与最近的经验有关系；②引起梦的刺激必然在心理上具有重大意义。所以所有的梦都不是空穴来风。

做梦还是个力气活儿，需要花费大力气。不久前，一位美国科学家测定了五十 多种不同动物睡眠中的温度，发现不管是冰天雪地里的极地狐，还是非洲高温下的小动物，皮肤周围的温度都是27℃。这一重大发现说明睡眠是一种能量现象。入睡以后，身体通过血管扩张而散发能量，90 分钟内可下降 0.8℃。大脑温度越低，它所消耗的能量便越少。这样，在睡眠的最初阶段大脑就可储存适当能量，供以后做梦时耗费。因为在做梦的过程中，大脑的剧烈活动需要消耗大量的氧气与葡萄糖。此项发现提示我们，晚餐这顿饭还是要讲质量的，目的是为你的好梦备足能量。

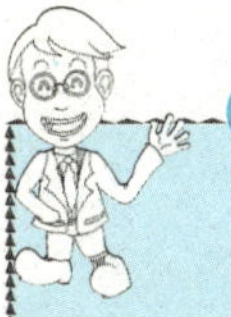

科学贴士

所有的梦都不是凭空出现的，而是各种经历和体验的内心折射。

睡梦不是乱猜想　记忆深处是源头
做梦也要花力气　能量平衡有益处

梦预示着什么

——梦的含义

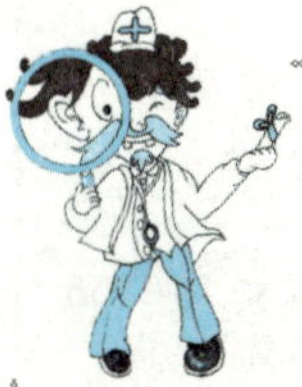

案例回放

噩梦不恶。

有个爱做考试梦的患者在一次面试的前一晚做了一个梦，她梦见自己没带准考证，结果被拦在考场外面，回家取已经来不及了，家里也没有人，就算有人也没有办法，因为她根本就记不起准考证放在了哪里。梦里的她号啕大哭，结果因为这么一“哭”，她居然醒来了，一睁开眼睛便下意识地跳下床，检查自己的面试资料，果然发现里面没有准考证。

这个案例说明了梦是有心理感觉的。当初，科学家发现快波睡眠与做梦的关系的时候，以为能把梦的研究推到一个前所未有的高度，然而五十多年过去了，如何解释梦的含义，现在看来仍然是件很艰难的事情。最古老的一种信念认为梦的意义是预兆。梦者解梦时，最常问的问题是：“这个梦很怪异，会是什么意思呢？”或者“这个梦预示了什么呢？”这反映了大多数人对于梦的认识。问第一个问题的人，他们相信梦一定是有什么含义的，如果梦是无缘由地产生，那为什么又是那么真实呢？怎么可能会没有什么含义呢？问第二个问题的人，可能更多地是受了传统思想的影响，特别是《周公解梦》在民间的影响，而依《周公解梦》所言，梦是某种预言，预示着正在发生或将要发生的事。当然，梦可能是有含义的，只是它的含义是否预示着正在发生或将要发生的事情，仍然没有科学的依据。

对于梦的含义，精神分析论的开创者弗洛伊德认为，梦的功能就是使愿望满足。当事人所讲的梦，是其在意识状态下所做的回忆，但他真正所做的梦，却是在潜意识的状态之中。按照他的说法，在人的潜意识层面中，平常存在着一些被压抑的欲望或冲动，而这些欲望或冲动不为当事人的意识所接受，在有意识的情况下是不会表露出来的，只有在睡眠时，趁意识层面的压力放松之际，才有机会外逸，并以伪装的方式，形成不为当事人所能了解的潜在性梦境。有些学者认为梦不是满足人的愿望，是由机械刺激引起的。这些随机产生的信号向上传到前脑，依次兴奋感觉、概念及情感结构，产生与记忆存储器中相对应的图像。因为从脑干产生的信号是没有任何心理动机的，所以梦的结构可能很混乱，也很难理解。精神把这些随机产生的信号，与记忆存储器中相应的刺激信息对应起来，得出一个综合感觉，就是梦境的体验。比如，给正在做梦的人脸上洒点水，结果这些情况便会整合到梦中去了。很多科学家认为这样解释梦的含义是片面的，他们相信梦是有心理感觉的，梦是有逻辑的，梦反映了一个分析信息的途径，而且与过去的心理体验密切相关。对梦的含义，到现在还在争论之中。

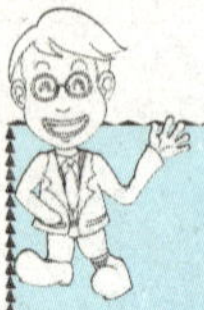

科学贴士

梦是对输入大脑的多种信息的整合，其确切的含义还需要进一步研究来明确。

梦的内容很复杂　或有或无现实版
周公解梦不科学　做梦本质需研究

梦从哪里来

——梦的产生部位

梦的表现常常多种多样、千奇百怪。不论是美妙的梦，还是恐怖的梦，梦始终包绕着一层神秘的色彩。现在人们经常询问，“人在睡眠时，大脑到底是如何合成如此繁多的、无拘无束的梦呢？”尽管有不少人在研究梦，可是迄今对梦的本质仍缺乏科学的解释。梦是从哪里来的？说梦的产生还要从睡眠谈起。因为没有睡眠就谈不上梦。现代研究证实了快波睡眠是做梦的睡眠。

早期人们认为做梦是大脑皮质兴奋的产物，认为快波睡眠产生的部位在大脑皮质。其实现在的研究证实脑桥以上的脑组织不产生快波睡眠，快波睡眠是由脑桥及脑桥以下的脑干组织产生的。脑桥的不同部位维持着快波睡眠的不同表现。脑桥的网状核主要维持快波睡眠去同步化的脑电波。蓝斑核的中部支配脑桥网状结构引起的快速眼球运动，蓝斑核的尾部通过网状脊髓束对肌紧张有抑制作用。蓝斑核的这些活动又依赖于中缝核的触发，中缝核的尾部可引起蓝斑核的中部和尾部兴奋，从而触发整个快波睡眠。慢波睡眠向快波睡眠的转化是一个连续和不断变化的过程，而不是一个“开与关”的简单转换。在快波睡眠时，虽然没有外界视觉信息的传入，但是冠状放电系统的激活，使得当事人仍然认为信息是从外界传入进来的，便形成梦的各种知觉，而这种认知的整合过程可以被来自脑桥的一种脑桥 - 膝状体 - 枕叶波（PGO

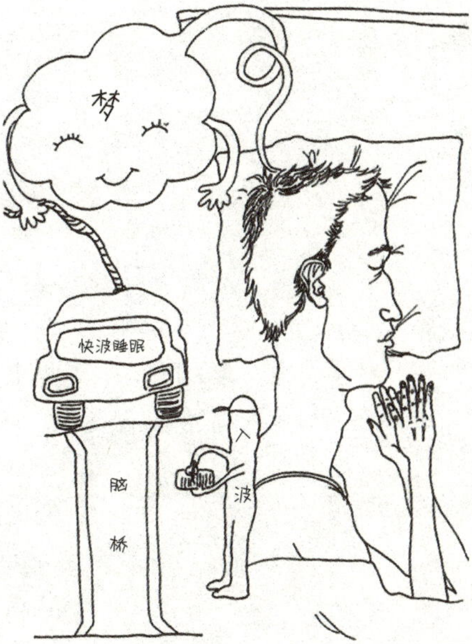

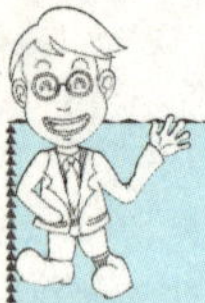

科学贴士

梦的产生同大脑内一些部位的特定神经元活动有关。

波）打断。在脑桥、外侧膝状体和枕叶皮质中可记录到周期性的高幅放电现象，称之为PGO波。PGO波标志着快波睡眠的到来，所以梦常常是不连续的和不符合逻辑的。

快波睡眠时眼球快速运动是反映做梦者正在看东西吗？觉醒状态下，眼睛看东西时会在大脑皮质视觉区出现叫做“λ 波”的特殊脑电图。但在闭上眼睛以后，即使眼球活动，也不会出现 λ 波。所以这种 λ 波被看做是“看见东西”的电信号。这种 λ 波如能在快波睡眠眼动时记录下来，则说明看见梦中的东西了。实验结果证明在快波睡眠时虽闭着眼睛，但伴随眼球运动而记录到清晰的 λ 波。人们醒着看东西时，影像从视网膜进入，经丘脑再到大脑皮质视觉中枢，便产生“看见”的感觉。而梦见时虽闭着眼睛，没有影像从视网膜进入，但在脑桥却出现了PGO波，该波进入视觉回路，可引起看见东西的感觉，因此便产生了 λ 波。

要问梦从哪里来　没有睡眠无从谈
快波睡眠梦会至　脑桥派上大用场
梦中眼动看东西　λ 波记录来证实

梦有什么用处

——梦的功能

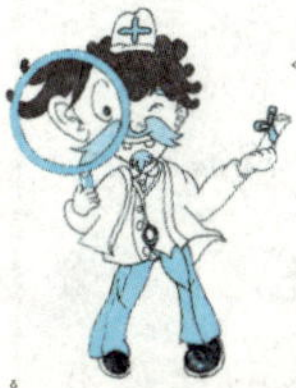

案例回放

天才作曲家莫扎特曾说："我总是梦到音乐，我创作的所有音乐都来自梦中。"著名冒险小说《金银岛》的作者罗伯特·路易斯·史蒂文森是一名苏格兰作家，他称1886年出版的小说《化身博士》的创作灵感来自做梦。钢琴家拉迪米尔·霍罗威茨和列昂尼德·汉布罗都说，他们在梦中发现弹奏复杂音乐段落的技法。缝纫机发明者伊莱亚斯·豪说，他梦到拿着长矛的土著人，长矛尖上有孔，这个梦使他想到在缝纫机针的针头上打孔。所以说梦在整理记忆碎片时产生并发现了灵感，也在某种意义上升华了我们的灵感。爱因斯坦曾经说他的相对论就是小时候一次做梦时梦见的。他梦到坐着爬犁，发现其速度在还不及光速前一直在加大，星星则开始变成一条条发光的线。而且，这个梦境不知为什么他一直都记着，头脑里不止一次出现这个场景，从而帮助他发现了相对论。

梦几乎和我们的的生活息息相关，那么神秘的梦在我们的人体功能里扮演了一个怎样的角色呢？做梦无用论者认为，梦像逝去的烟云，95%的梦的精神活动会被遗忘。但大多数研究证明，梦是精神情感的产物，是有意义的。梦能反映一些重要的心理变化，对心理有明显的影响。对梦的科学研究不仅可以了解精神与机体的相互作用，而且还可以为研究情感疾病提供一个模型，梦和觉醒思维之间存在着系统联系。梦在人们的睡眠中占据大约1/5的时间，做梦是健康人体的生理需要，有着非常特殊的地位和作用。

我们每天晚上做4～6个梦是必需的，那么梦有什么功能呢？目前的研究认为梦的功能主要包括以下几个方面：①梦有助于脑功能的修复与完善，增进记忆。研究证实，梦能使脑的内部产生神经生物化学反应，促进脑细胞蛋白质合成和更新。有梦的快波睡眠与无梦的慢波睡眠可以调节大脑皮质的兴奋和抑制功能，能够调节和稳定脑的功能。②梦可调节心理平衡，稳定精神情绪。③梦有助于启迪创造性思维。前面已经提到梦给了许多人灵感。世界著名的大思想家柏拉图强调“梦是创造的源泉”。④梦可能有传递早期信息、预示疾病发生的作用。《黄帝内经》已有详细记载，西方医学的创始人希波克拉底也认为，梦中出现的现象能提示身体健康状况及疾病的信号。

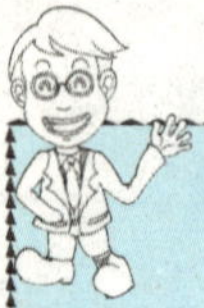

科学贴士

内容丰富的梦境与大脑的活动相关，做梦可以增进记忆、激发灵感，也同躯体的健康有密切的关系。

做梦能增进记忆　梦是灵感之源泉
暴力梦中有乾坤　提示脑部有疾病

梦对情感起反应

——梦的反应性

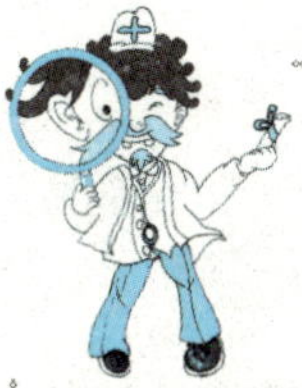

案例回放

李女士因为和丈夫感情不和离婚了，离婚以后独自一人抚养孩子，经济也不宽裕。李女士离婚后心情很不好，每天夜里几乎都做梦，做梦的内容各种各样，几乎与她的生活息息相关。她说梦的内容基本上都是与丈夫吵架，或孩子上学遭受歧视，买房子的按揭款还不上等。她说这些也正是她内心最关心的事情，对丈夫情感上的离开感到伤心，怕离婚对孩子有影响，担心自己的经济能力无法承担房贷和生活费用等，压抑在心里，无法对别人诉说，于是这些情感和思想的变化就都从梦里反映出来了。

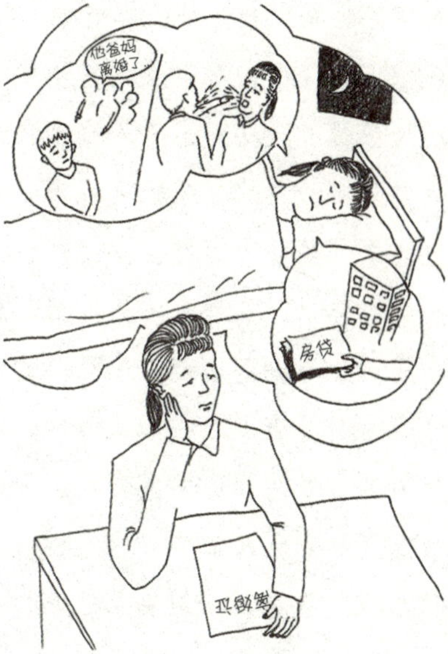

从这个例子可以看出做梦的当事人生活环境和情感状态决定了梦境的内容。换言之，梦对情感和生活的环境起了反应。

睡眠的时候口渴了，会梦见烈日当空的酷暑天，突然眼前出现一片翠绿的瓜田；睡着时腿伸出被子而受凉，会梦到自己寒冬腊月站在冰冷的河水中；临近考试，会梦到考试做不完试卷而焦虑不安……很多人认为梦是没有什么作用的，就像一些瞬间即逝的无意义的影像一样。其实不然，梦是有意义的，是精神的产物。梦反映了一定的环境、躯体和心理认知方面的变化，所以说梦是有反应性的。

梦具有反应性，研究发现梦对睡眠前的情感体验是有反应的。在觉醒时的情感体验会引起特殊的梦境。做梦者的情感焦点影响着梦的内容，正是这种情感的体验，才是做梦的核心，也常常决定了梦的内容。有些抑郁症患者服用药物以后，随着情感状态的好转，梦的内容随之发生改变。梦对当事人的情感状态是相当敏感的，而这种敏感性是很自然地、本能地发生着，只要生活环境或药物改变了做梦者的情感、心理状态，梦的内容也随之发生变化。由于梦的高度反应性，一些对当事人有含义的名字也可以整合到梦中。另外，睡眠环境当中的各种物理刺激也会引起梦的内容发生变化，甚至盖的被子压没压着身体以及压着身体的什么部位，或做梦者的手压没压着胸部，都可能和梦的内容有关。睡眠过程中，外面有没有其他的声音传进来，有没有别人在那儿谈话，或者同床者打呼噜的鼾声传到耳朵里，也可能会引起做梦者梦的内容发生变化。因此，可以说梦的反应性体现在梦是真正能够被一些有意义的刺激所影响，这些刺激甚至会在梦中时不时地出现。有研究认为，梦的反应与性别有关，一般在男性多为开拓性的梦境，而在女性则可能为遭到性侵犯。总之，对做梦者来说，其正在关心的情感问题正是他梦境的核心内容。

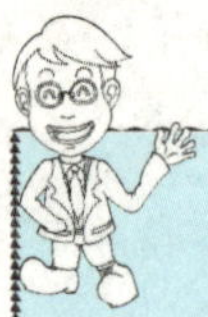

科学贴士

梦可以在一定程度上反映生活环境、睡眠环境等内容。

梦对情感起反应　整合环境进梦中
做梦男女有区别　男多暴力女婉约

相思梦一场

——梦与觉醒思维

案例回放

某大学一男生想追本系的一位女生，可生性羞涩，不敢对女生采取任何追求行动。白天经常思索如何接近那位女生，晚上做梦就梦到去和女生要电话号码，遭到拒绝，内心非常难过。第二天醒来，梦境依然历历在目。正是白天脑子里的如何接近女生及怕遭到拒绝的想法，到了晚上做梦则出现了“向女生要电话号码却遭到拒绝”的梦境。正所谓“相思梦一场，空留悲切”。

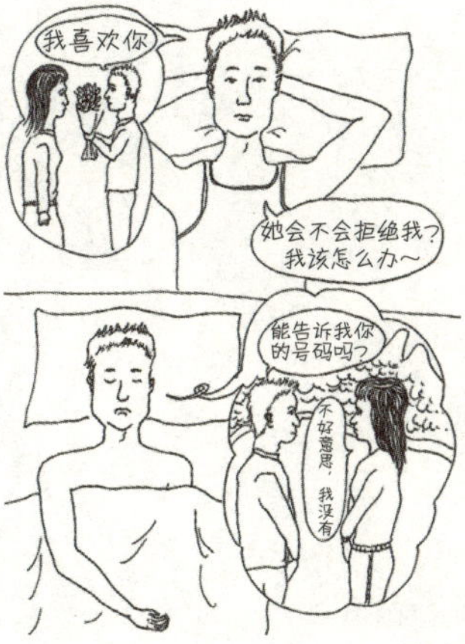

日常生活中有这样一句谚语：“日有所思，夜有所梦。”这句话对不对呢？应该说有一部分是经验之谈，也有一部分是有科学根据的。有的人白天过分思念亡故的亲人，会在梦里与亲人相聚；临近考试，学生会梦到考试找不到钢笔，发下卷子却一筹莫展等。很多研究者连续三天对梦的内容进行收集，把睡眠前、后的自然谈话内容记录下来，结果发现自然谈话内容与梦的内容有关联。这个研究发现了做梦和清醒时的思维存在着关联。做梦者清醒时的思维特性和状态与做梦的思维是有关系的。通过这样的研究，可以从梦中推理出一些有价值的内容，就像从一些案件资料中推理作案过程一样。研究梦的内容、梦的特性，

科学贴士

如果你经常做噩梦，不妨睡前吃几片面包或小饼干，或喝一杯加糖的牛奶，这可能会对你少做噩梦、提高睡眠质量有帮助。

是为了把梦和其他正常的精神生活联系起来。

梦不梦　清醒思维做决定
空悲切　相思梦中遭拒绝
甜蜜梦　面包牛奶睡前吃

梦是记忆的帮手

——记忆与梦的关系

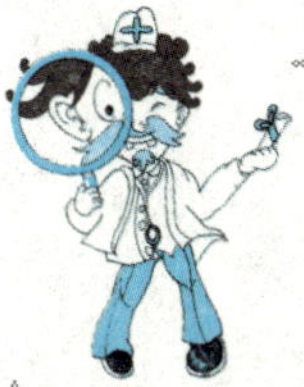

案例回放

梦多了为什么记性差了？

周女士最近半年睡觉的时候做梦很多，几乎一入睡就做梦，晚上无论早睡还是晚睡，都会做很多梦，天天如此，梦一个连着一个。有人告诉她做梦多了，记忆力会下降，于是她真的觉得自己比以前容易忘事，总是丢三落四，情绪也非常低落。她非常担心是不是自己的脑子里长瘤子了，还是出了别的问题。目前的研究已经证实，梦确实与人类的记忆密切相关。但是，大多数感到梦多的人往往并不是真正的多梦，而只是梦感增强，对梦的体验增多。这常见于失眠的患者，表现为睡眠表浅，呈片段化，因而从睡眠中觉醒的次数增多，对梦的体验增多增强。实际上总的梦境时间却是减少的，甚至严重不足，导致了记忆力的下降。若出现“夜间梦多，记忆力下降”的问题时，建议及时到医院的睡眠门诊就诊，合理诊治。

我们经常会发现晚上看过的东西，经过一夜的睡眠，反而记得更为清楚和牢固了。难道睡眠是一双神奇的手，能帮助我们记忆？

人的大脑在储存必要的记忆信息时必须经历一系列过程，而梦正是其中一个关键过程的体现。曾经有一位科学家叫Crick，他提出了“梦是整理记忆”的观点。人的大脑能处理电子计算机所不能处理的大量信息，抛弃掉不必要的信息，并且对记忆的碎片进行整理。“梦只是人体清除、整理大脑思维档案的一种方式”，斯狄克哥德这样描述，“其结果是把一些零散的

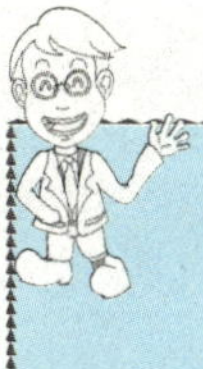

科学贴士

做梦的时候，大脑并不是完全在休息，而是在对记忆的信息进行整理和储存。

思维片断归入存储柜并把它们放在合适的地方”。我们在睡眠做梦时眼睛一眨一眨的，这些深夜时所做的显得怪异的、错杂零乱的梦，正是我们的大脑在寻找它的“互相索引”。梦就像我们的私人秘书，对我们的记忆进行有效的整理。弗洛伊德主张真实的记忆、事件和相关的情绪体验在进入梦境之前，必须经过“凝缩”、“置换”。记忆来源因睡眠时相的不同而不同。构成梦境元素中的情景记忆成分更多来自于睡眠起始期或慢波睡眠之后觉醒时，同时普通的语义记忆资源在快波睡眠期更加丰富生动。如果不这样，大脑将完全成为不分是非的信息桶，就像一个出了故障的机器人，导致判断出现失误。

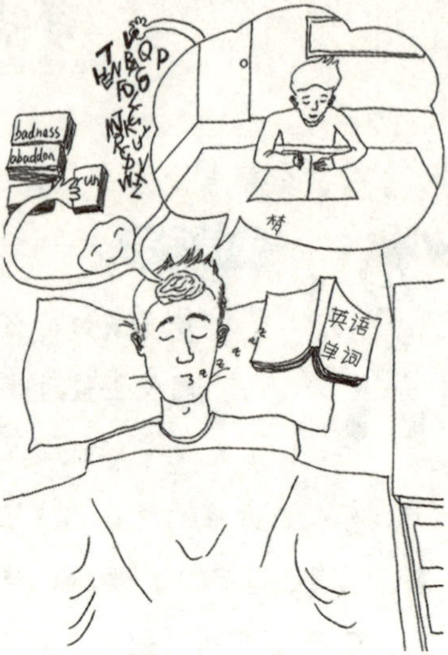

梦是记忆好帮手　整理储存加巩固
做梦太多非好事　记忆下降应就诊

身体奇妙的变化梦知道

——梦与人机体功能的关系

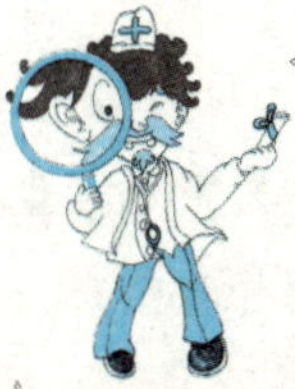

案例回放

怀孕之后会做胎梦吗?

有的准妈妈并不相信胎梦是一种预测，但是为什么怀孕之后做的梦确实与以前的完全不同呢？这些梦往往很紧张、很清晰而又荒诞不经，做梦也会比较频繁，起床后仍然可以记得很清晰，会“梦见婴儿”，还时常被梦惊醒。梦变多了，梦境也改变了，这些变化是与身体出现了怀孕的变化分不开的。首先是怀孕后激素的影响。怀孕后有些激素的水平发生了变化，这些变化不仅在准妈妈清醒时影响着情绪，在睡着时仍然会发挥作用。到了怀孕后几个月，大多数准妈妈无法睡得很沉，所以做梦的概率较高，而且常常处于浅睡眠状态的准妈妈也比较容易被惊醒。其次精神紧张也是个很重要的原因。毕竟，准妈妈在孕育一个小生命，这是多么重大而让人兴奋的事啊！出于这个原因，很多关心准妈妈未来小宝宝的亲友也会做相关的“胎梦”呢！这些都和准妈妈对孩子的既有期待的喜悦，又有紧张担心的情绪有关。从这些我们可以知道，梦的这些变化正是对身体功能变化的一种反应。

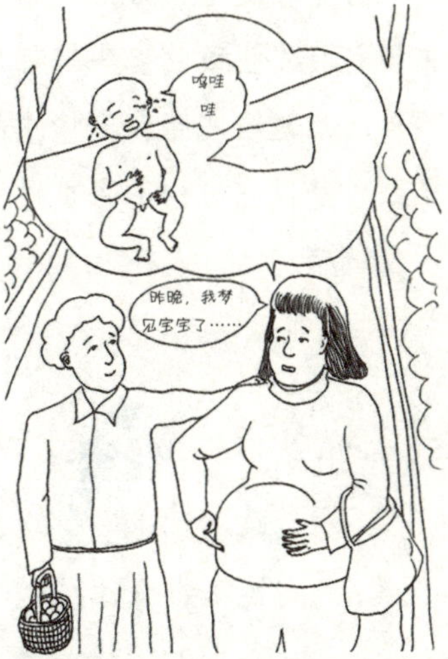

常常会一些人对你说“我最近做梦多了”，“我经常做噩梦”，“我好长时间不做梦了”等。梦就像一个万花筒，变化多端，是不是我们每天梦境的变化有它特别的含义呢？回答当然是肯定的，因为梦会随着人机体功能的改变而发生变化。换言之，梦的变化是对人机体功能改变的反应。梦在孕妇中有明显的改变，出现“胎梦”，而且带有很强烈的感情色彩。如果在生病出现发热、疼痛等身体不适的时候，睡眠中就会经常醒来，做梦也会增多，因为对疼痛不适的反应，梦境的感情色彩也增强了。在儿童和青少年出现高热惊厥时，容易做噩梦和出现梦魇。国外曾经有一个叫罗伯特的人发现心脏功能下降会影响到梦的内容，心脏功能差，梦的内容常表现为情绪低落如死亡、离异等一些悲伤的事件。在一些抑郁症患者的治疗中，随着治疗后抑郁症状的好转，梦境的内容也会发生改变。当抑郁症状好转时，梦的内容就会从过去灰暗、不愉快的情绪向阳光、高兴转变，梦的感情色彩也比以前变得强烈。梦以它自己不可捉摸的方式和变化，告诉我们身体状态的点滴变化，它奇妙而且敏感。

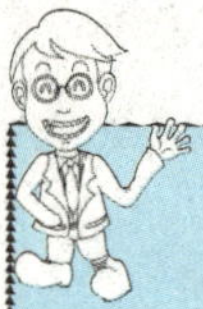

科学贴士

梦的内容变化有时候可以与躯体状态的变化同步发生。

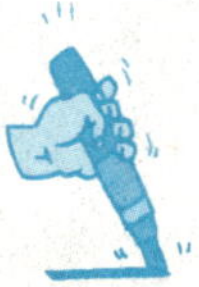

梦境丰富内容多　缘由环境起变化
身体功能若改变　梦境随之有变换

梦多梦少都是病

——影响梦的常见睡眠障碍

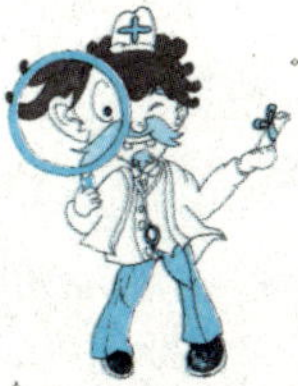

案例回放

栗先生是个厨师，人也生得很有厨师的派头，大腹便便的。平日里栗先生觉得自己睡得特别香，他常常向同事炫耀说："看我从不失眠，以前还做一两个梦，现在连梦都没了，睡得很香。"然而栗先生越来越觉得白天困倦，后来听到同事说打鼾也是病，就去看医生了。经过医生的检查，栗先生被诊断为重度阻塞性睡眠呼吸暂停综合征。医生告诉他无梦也不是好事，现在他听从了医生的建议，晚上佩戴呼吸机睡觉。最近他又向同事炫耀说："看我不失眠，睡觉也做梦了，白天再也不瞌睡了。"如果你有打鼾的毛病，千万不可小觑，要及时到睡眠门诊就诊。

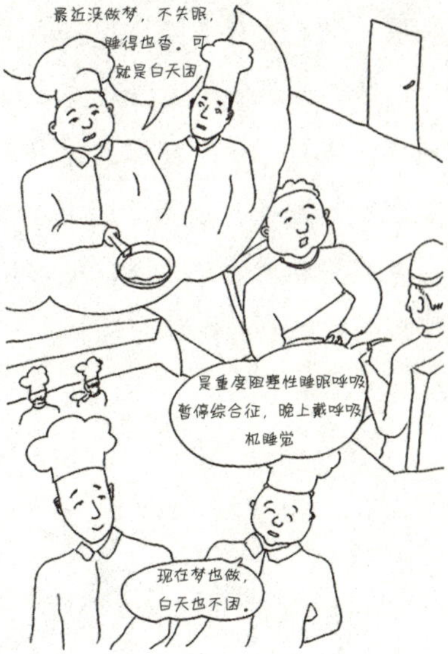
最近没做梦，不失眠，睡得也香。可就是白天困
是重度阻塞性睡眠呼吸暂停综合征，晚上戴呼吸机睡觉
现在梦也做，白天也不困。

梦如此五彩缤纷，就像生活的点缀，可每个人对做梦的感觉却是千差万别。有的人每天晚上就像编故事一样，一个梦连着一个梦；有的人却从来感觉不到自己做梦。梦多了是毛病，无梦也是病。目前知道的对做梦有明确影响的主要有两种疾病：发作性睡病和睡眠呼吸暂停综合征。

发作性睡病是一种让梦增多的疾病。大家都知道，做梦时的睡眠是处于快波睡眠期，正常人入睡时是进入慢波睡眠期的 1 期或 2 期，而发作性睡病患者存在快波睡眠抑制缺乏，患者入睡后迅速进入快波睡眠，而且具有容易觉醒、不可抗拒的短

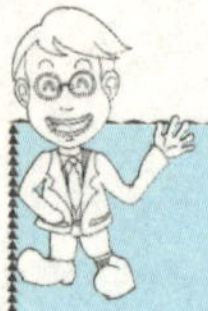

> **科学贴士**
>
> 有一些睡眠障碍可以影响做梦的数量和内容，应及时诊治。

期睡眠发作的特点，所以快波睡眠明显增多，于是这类患者常常会做很多的梦，而且在醒来后，能生动地描述当时的梦境。发作性睡病多在儿童或青年期起病，男女发病率相似。多数患者还伴有猝倒症、睡眠麻痹、睡眠幻觉等其他症状，合称为发作性睡病四联症。

睡眠呼吸暂停综合征的患者在睡觉时打鼾非常常见，而且在睡眠中还常常出现憋醒。这类患者做梦会越来越少，甚至到最后几乎不做梦。这种现象非常令人惊奇，因为这些患者晚上会有快波睡眠，而且还常常在快波睡眠中觉醒，但他们却很少能够知道自己做了梦和叙述当时的梦境。有的研究者推测可能是由于频繁憋醒，严重扰乱了睡眠，以至于患者有些意识模糊，所以就不能清晰地记得他们的梦境了。在使用专用的呼吸器（能够使呼吸道维持正压，而保持呼吸通畅的一种设备）治疗后，睡眠能够恢复正常。

天天有梦添苦恼　天天无梦却是病
不可小觑打呼噜　尽早就医最重要
呼吸机来帮你睡　甜蜜梦境找回来

不做梦好吗

——做梦的必要性

很多人认为做梦多了，睡眠质量就不好，认为一夜无梦才是最好的睡眠。如果在做梦时被吵醒，就会觉得像没有睡觉一样。以前的催眠药只是让人睡觉却不会做梦，因此患者常抱怨好像都没有睡觉。那么做梦到底有没有必要呢？在日常生活中我们常常发现如果连着几天一做梦就被吵醒，接下来，只要一睡着立刻就会做梦，那么做梦到底有没有必要呢？

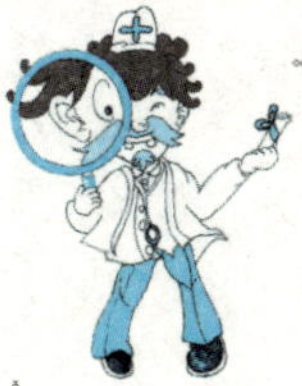

案例回放

曾经有人做了一个有趣的实验：他采用脑电图记录的方法对两组人进行了比较。在第一组人的脑电图出现快波睡眠时，把受试者唤醒，过数分钟后再让他入睡；同时有另外一组人在慢波睡眠时被唤醒，两组人唤醒的时间尽量一致，只是处于睡眠的时期不同。经过数夜以后，第一组人的快波睡眠竟然越来越多，等到实验结束时，让其恢复以前的睡眠方式，快波睡眠的次数竟达到平时的两倍，而第二组人无论在唤醒期间还是在恢复正常睡眠后，其脑电图上的快波睡眠都未出现变化。这就是说第一组人总在做梦的睡眠唤醒，导致缺了有“梦”睡眠期，所以当恢复睡眠后快波睡眠增多，在补“梦”。而第二组人是在不做梦的慢波睡眠期被唤醒，他们没有缺“梦”（快波睡眠），所以在恢复睡眠后也不必要补“梦”。这个实验证实了做梦对于维持人体健康是必要的，而且每个夜晚做4~6个梦是必需的。

做梦对脑功能的恢复有益，可以为大脑神经提供一种经常性的有益的刺激，使中枢神经系统调整到一种准备状态，以应对千变万化的外部世界；做梦，又是对觉醒状态活动的模拟，以防止大脑神经在夜间停止活动而丧失功能；做梦还可以使大脑里的信息得到重新清理，而且做梦的时候，大脑细胞内的蛋白质合成加快。因此，做梦对于幼儿神经系统的发育成熟具有重要意义，例如形成新的突触联系，促进记忆的巩固，或许还是人格发展的基础之一。可见，梦既是大脑调节中心平衡各种身体功能的结果，也是大脑健康发育和维持正常思维的需要。倘若大脑调节中心受损，就形成不了梦。长期无梦反倒值得警惕。

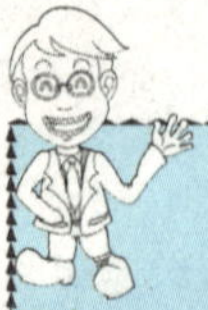

科学贴士

梦同大脑的正常功能活动密切相关，因此，梦的出现和一定长度的做梦时间是健康睡眠所必需的。

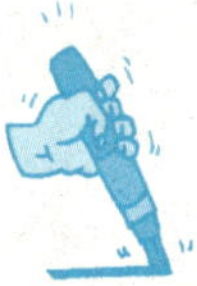

睡觉做梦平常事　每人每晚四六次
这次睡觉做梦少　下次一定补回来
梦里乾坤有多少　健康长寿不可缺

梦有心理活动

——梦的心理生理学特点

整夜做梦和性格有关系。

经常听到有人说："昨晚没有休息好，做了一夜的梦。""我晚上梦多，几乎没有睡着。"于是，这一天学习、工作起来似乎还真感到有点精神不振、精力不足，仿佛做梦真得影响了休息。研究证明，这些主诉"梦多"、"整夜做梦"患者的睡眠周期与正常人并没有什么差别，他们伴有梦的快波睡眠期所占的比例和实际时间也并没有明显缩短或延长。主诉失眠伴多梦或失眠无梦的人所说的梦应该指的是梦感，梦感是指醒来后对梦中某些情节的回忆，或只留有曾做过梦的印象，连梦的内容大多也很难讲清楚。梦感主要与情绪因素和性格特点有关。比如，性格内向的人多将注意力集中于自身内部的感受，睡眠较表浅，易醒或惊醒，常能回忆起生动的梦境；情绪抑郁、焦虑的人容易从梦中惊醒，因而自感梦多且睡而不实。研究人员还发现，梦多与睡眠的惊醒程度密切相关，自诉平日梦多的人睡眠中都比较易惊醒，他们的梦境回忆程度也较高。因此失眠者往往伴有多梦。

1953年，阿塞林斯基和克莱特曼发现了做梦与快波睡眠之间的关系，首次证实了睡眠中生理和心理活动是明显相关的。现在已经明确睡眠时是存在心理活动的，无论在快波期还是在慢波期都存在着心理活动。以前认为睡眠是一种无意识、无知觉的状态，这个观点逐渐被证实是错误的。在睡眠过程中，知觉系统和信息系统是有活性的，睡眠时认知体验仍然存在，从睡眠中唤醒后所得到的的确是睡眠时的真实体验，而不是在唤醒过程中产生的感受。

那么梦有哪些心理生理学特点呢？第一，梦是有感觉的，梦中的感觉常常很生动。总结梦的内容，出现最多的是视觉。第二，每个人所做的梦都存在很明显的记忆缺损。每人每夜要做4～6个梦，但是清晨自然醒来时，却常常只记得很少的梦，甚至有些人就认为自己根本没做过梦。第三，梦是有情感的，随着梦中情景的改变，梦中人可出现丰富的感情变化，如忧虑、恐惧、快乐和忧伤等。第四，梦的内容往往千奇百怪，梦中出现的可能是些完全离奇的、不可能实现的异想天开，当事人所关心的事情也可能被编织到梦的荒诞结构中。在梦中的事情可能是不连续的，不符合社会规范，甚至是完全违背逻辑的。

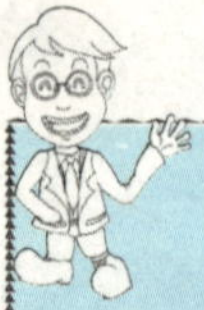

科学贴士

做梦同心理活动有关，可以体现出不同的感觉和情感。

睡眠不是无知觉　心理活动不停止
梦中感觉及情感　体会忧伤和幸福
荒诞离奇梦中现　性格不同梦不同

吃药也会影响做梦

——影响做梦的药物

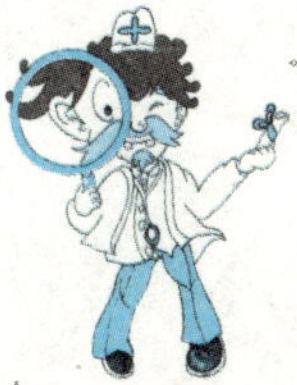

案例回放

饮酒后为什么很少做梦？

孙经理是做皮货生意的，生意刚开始做得不顺利，经常睡不着，做梦也多。这两年因为市场销路渐渐打开，生意应酬越来越多了，晚上喝酒、吃饭是常有的事。结果他发现喝了酒后睡觉反而比以前好了，睡得香，梦也很少做了。难道饮酒也会对做梦有影响？我们都知道酒的成分是乙醇，乙醇在体内主要代谢为乙醛，乙醛的增多会影响5-羟色胺的代谢，造成5-羟色胺的增多，而5-羟色胺会减少梦的发生。同时乙醇本身也会引起睡眠增加，包括增加快波睡眠，但因为觉醒明显减少，梦感减少，才让孙经理觉得饮酒后做梦少了。

在第一篇中我们讲过，做梦是和快波睡眠是密不可分的，所以凡是影响了快波睡眠的药物就会引起梦的变化。有的药物会使快波睡眠时间缩短；有的药物会降低快波睡眠的强度。有些药物会增加夜间觉醒的次数，加强梦的回忆；而有些药物则会减少觉醒的次数，相应地增加梦的遗忘，人就会认为做梦减少了。

有些药物能够减少做梦，如苯二氮䓬类药物（如地西泮）能够减少患者觉醒的次数，增加快波睡眠潜伏期，引起做梦减少。抗精神病药具有抗多巴胺作用，因而会出现做梦减少，同时影响梦的回忆，减少做梦。巴比妥类药物在减少快波睡眠时间的同时，能够减弱眼球运动的强度，使得做梦的强度减弱。临床上应用的抗抑郁药均能够明显抑制快波睡眠，从而抑制做梦。

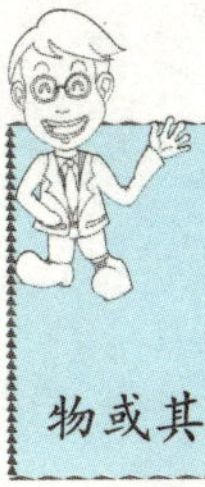

科学贴士

梦的数量和内容可以受到一些药物或其他化学物质的影响。

有些药物能够增加做梦，如治疗帕金森病的左旋多巴及其他影响大脑多巴胺的药物常会引起强烈的梦。尤其到了疾病后期，这种情况会更明显。有些抗高血压药物也会增加做梦，如肾上腺素受体阻滞药，也常会引起多梦。

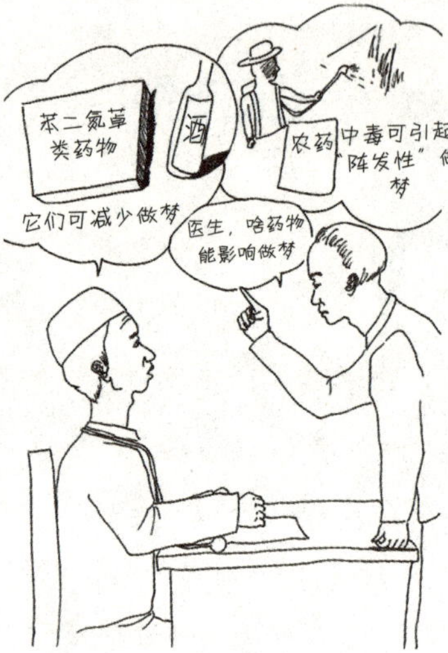
苯二氮䓬类药物
酒
农药
中毒可引起"阵发性"做梦
它们可减少做梦
医生，啥药物能影响做梦

那为什么农药中毒也会和做梦扯上关系呢？在农药中毒的患者中，经常会出现"阵发性做梦"。很多人觉得奇怪，我们平常说的农药大多指有机磷农药，有机磷农药可经消化道、呼吸道及完整的皮肤和黏膜进入人体。有机磷农药中毒的主要机制是抑制胆碱酯酶的活性。有机磷与胆碱酯酶结合，形成磷酰化胆碱酯酶，使胆碱酯酶失去催化乙酰胆碱水解的作用，乙酰胆碱增多，而乙酰胆碱能够促进快波睡眠，所以引起做梦增多。因为做梦或快波睡眠的变化是农药中毒的一个临床表现，在一些医疗机构，甚至把监测快波睡眠当成一个指标，来判断那些经常喷洒农药的人是否出现了中毒的情况。

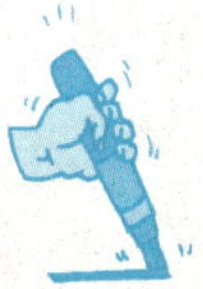

药物加减梦的多少　苯二氮䓬左旋多巴
酒足饭饱一夜梦少　农药中毒梦有反应

不同的眼动不同的梦

——快速眼动睡眠与梦

一夜无梦是真的无梦吗？

每个人每夜都会做4～6个梦，那为什么常常听到很多人说自己很少做梦，甚至一夜都没有做梦，做的梦都去哪里了呢？我们已经知道睡眠分期分为慢波睡眠和快波睡眠。梦是在快波睡眠期产生的。我们醒来的时候可以在快波睡眠期，也可以在慢波睡眠期。如果在快波睡眠期醒来，正是在做梦的睡眠期醒来，则会对当时的梦境有比较清楚的记忆和较强的梦感。如果醒来的时候都在慢波睡眠期，就没有梦的记忆和梦感，所以才有了“一夜无梦”的说法。

千百年来，人们对梦的研究和探讨一直在不懈地进行着，并且不断有新的、有趣的发现和发明。没有睡眠就没有我们这些奇妙的梦。自20世纪50年代发现了快波睡眠阶段以后，科学家观察到有80%的人在快波睡眠期间醒来时能够回想起他们所做的梦，20%的做梦者能够回想起他们在其他睡眠阶段所做的梦。而法国列日大学的皮耶尔·马奎（Pierre Maquet）反驳说：“我还没有遇到过一例从快波睡眠以外阶段醒来者还回想得起梦境的。”这就说明了快波睡眠是梦的摇篮。

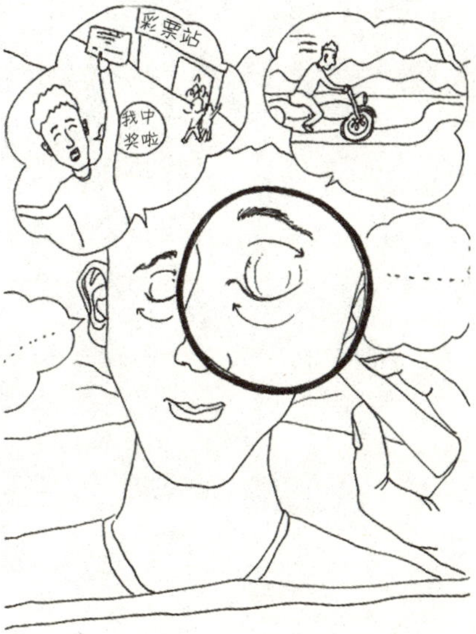

在快波睡眠期，可记录到一种特殊的脑电波叫脑桥-膝状体-枕叶波（PGO波）。PGO波起源于脑桥，PGO波的出现就等于快波睡眠期即将到来，是做梦的标志。快波睡眠期每晚出现4～6次，也就是说每晚做4～6个梦。在每晚的睡眠中，有1～2

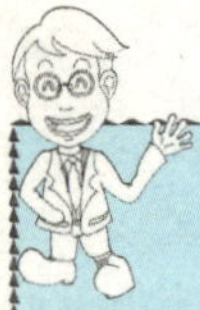

科学贴士

大部分的梦发生在快波睡眠期，梦境的内容可能同眼球的运动程度有关系。

小时是在做梦中度过的。快波睡眠时眼球运动的数量与梦的强度是相关的，眼球运动的数量越多，则梦的鲜明性、生动性越明显。在清晨醒来前，最后一个快波睡眠持续的时间最长，其眼球运动的密度也是最高的，也就是说每晚的最后一个梦最长，也最精彩。快波睡眠期眼球运动的方向与一些特别的梦的内容有显著相关性。比如以垂直形眼球运动为主时，当事人常会梦到正在看高处的物体，如梯子或篮球架等；出现水平形为主的眼球运动时，常会梦到两个人正在追逐打闹，如相互间扔玩具；同时有垂直、水平形眼球运动时，可能正梦见一个物体在逐渐关闭；而如果没有明显的眼球运动，则是正在看静止或远处的物体。

快速眼动睡眠是梦的摇篮
眼动数量越多梦就越精彩
眼动方向是梦境之风向标
一夜无梦缘来只是感觉错
醒来不在快速眼动睡眠期

什么影响了梦的形成

——影响梦产生的因素

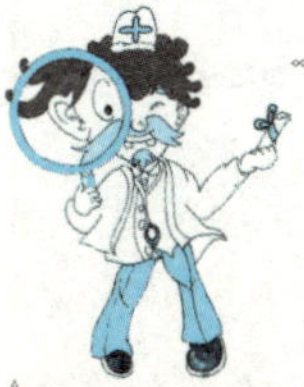

案例回放

梦能实现你的愿望。

1986年夏季，弗洛伊德全家远足，他们住在靠近奥斯湖的小山上，使用望远镜能够看到山顶上的西蒙尼小木屋，全家人兴高采烈地向小木屋走去。他5岁的儿子因为体力不支，没有到达小木屋，非常失望。第二天早上，他的儿子神采飞扬地告诉家人：“我梦见了我们走到了西蒙尼小木屋！”为什么孩子会做这样一个梦呢？可能是他对于前一天的结果不满意，内心非常期待能够走到西蒙尼小木屋，在这种心理因素的影响下，梦让他实现了愿望。梦有的时候真是个非常美妙的东西，它能让人们实现在现实里不能实现的愿望，也就是说白天的心理活动能够延伸到当事者的梦中。

在以往相当长的一段时间里，科学家已经可以把成千吨重的航天飞机送上外太空，可以用人造心脏代替精密、娇气的天然心脏，却不能完全充分地穷尽梦的原理，无法准确完整地找出影响梦的因素。尽管如此，人们对梦的研究和探讨一直在不懈地进行着，并且发现影响梦产生的因素很多，主要归结为三个方面：物理因素、生理因素和心理因素。① 物理因素：包括体内的物理刺激和体外的物理刺激。人的一部分梦境是由来自体内、外的物理刺激制造的。来自体内的物理刺激，如一个人腹内的食物过量或不足的刺激而引起的梦境，或者憋尿等。憋尿者做梦的内容常常与寻找卫生间有关。对于儿童来说，这样的梦境更为常见，甚至出现在梦中找到了卫生间而排尿，结果导致尿床。来自体外的物理刺激，如睡眠时在脸上洒点水，睡眠者就会梦到下雨等。② 生理因素：做梦也可因生理因素引起。如果当天晚上吃了很咸的食物，那么会渴得醒过来，但在醒过来之前，往往先会做一个同样内容的梦，比如在喝水，甚至在喝着大碗的水，那滋味有如干裂了的喉头饮入了冰凉清澈的泉水一样可口，当惊醒后会发现确实想喝水。这个梦的原因就是醒来后所感到的口渴，这种感觉引起喝水的愿望，而梦境告诉当事者梦已经使这个愿望达成了。③心理因素：心理因素也可导致做梦。有哪些心理因素会引起人的梦境呢？从中国古代思想家和医学家的言论来看，感知、记忆、思虑、情感、性格都会影响梦的产生及梦的内容。但论述较多的是思虑、情感、性格对梦的影响。夜间之梦看成是白日“思”的延伸和继续。

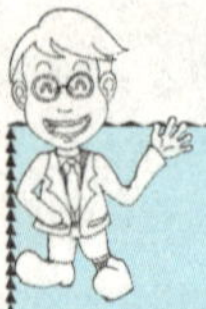

科学贴士

影响梦产生的主要因素包括物理因素、生理因素和心理因素三个方面。

影响梦的因素多　物理生理加心理
三者一道起作用　才有丰富梦境现

梦能预言吗

——解梦的研究进展

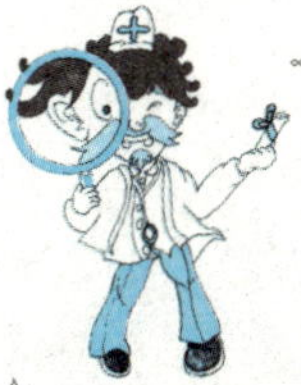

案例回放

梦真的能预知未来吗?

曾经有位女士总是梦见小偷偷自己的钱包,很焦虑,于是她想是不是自己的手提包出了问题,经过仔细检查后,发现包的下面有个小小的破口,后来这位女士换了一个手提包,从此再也没有做过这种梦了。这种梦可能是手提包存在着问题隐患,梦者的潜意识已经注意到了,但并没有意识到会由此发生问题,后来在梦里出现了由此产生的后果。

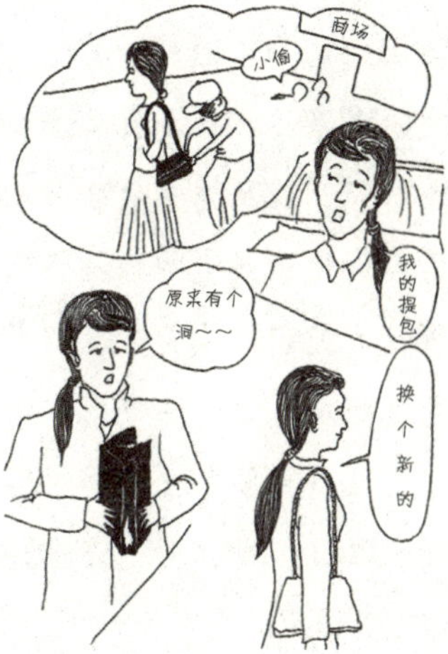

人一生做梦的时间总共有6年之长,梦有时带给人快乐,有时又令人困扰。更惊奇的是,它有时又像预言般灵验,非常奇妙。在历史文献中,有梦境不止一次地变为现实,甚至在科学和艺术领域,从梦中获得灵感、激发创造力的例子也不胜枚举。

电影《盗梦空间》引发了人们对梦境的关注,扑朔迷离的梦境似乎总与现实有着千丝万缕的联系。在世界的一切奥秘中,再没有比那些来自人类内心的奥秘更令人着迷了。而梦是通往这个奥秘的“通道”。

解析梦的奥秘更成了科学家孜孜以求的目标。《解梦九讲》序言中曾阐明了梦对身心健康和精神生活的重要作用:梦是人们情感的“镜子”,人睡着了,理性也就入睡了。但情感活动却不会终止,梦是未来生活的测试器,它告诉某些未知的东西；梦也是心理健康的安全阀门，它解除了内心的束缚和压力，让人们自由思考，并使其了解自我深层的心理意识以及生理的变化。

最早用科学方法来解梦的，是精神分析学鼻祖弗洛伊德和他的学生荣格。弗洛伊德的贡献在于运用生理学和心理学的知识来解梦，其核心理论是“间接的愿望满足”。荣格的贡献在于提出梦是“人类集体灵魂说”。但是，时至今日，仍然没有得到公认的科学结论。因为这其中存在另一种平行发展的思路——在现代睡眠研究室中所进行的实验性研究，以及精神分析和心理动力学派在临床心理咨询中所进行的经验性研究。简单来讲，前者通过可控制的实验来获得梦境的奥秘，而后者则通过高度个性化的方式来解读梦境。

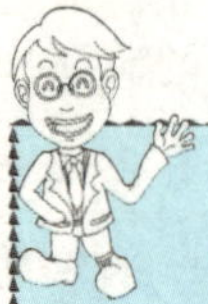

科学贴士

梦的产生来源十分复杂，内容又极其丰富，因此对梦的内容的阐释需要更多的研究和实验来证实。

现代科学解梦主要是在实验室中，在多导睡眠仪（PSG）、脑CT、核磁共振（MRI）、正电子发射断层扫描（PET）和局部脑血流量（RCBF）等影像学及生理、心理学等方法的介入下，梦的成因或产生机制的研究已得到了长足的发展。现代解梦的研究工作主要集中在以下几个方面：

一是运用梦境分析来探索文学艺术创作的机制，例如作曲、绘画、诗歌和小说的创作灵感是如何被激发的，艺术家如何在作品中将梦境形象化。

二是医学研究，试图用梦来诊断和治疗人类各种疾病的设想。研究者发现有些梦可以用来预测疾病，研究人员把这些梦称之为“前驱症状”。

三是用梦来进行心理咨询和治疗的研究。英国心理学家斯高进行团体心理辅导后，得出结论说：“梦可能是解决问题和危机的理想实验室。”

梦像预言一样奇妙　语言甚至表达不了
扑朔迷离五彩斑斓　总与现实丝丝缠绕
梦是一座神秘古堡　等待探究其中奥妙

第三篇　常见的睡眠障碍

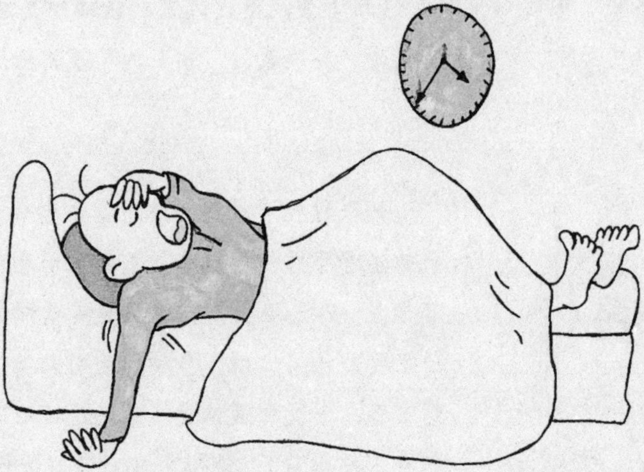

难说晚安

——失眠

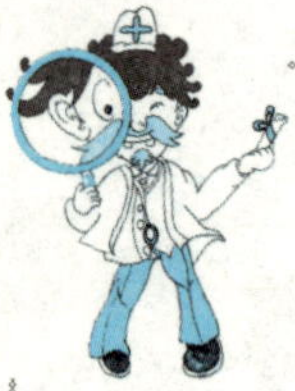

案例回放

39岁的李女士是一名会计。10年前因家庭锁事经常生气引起很长一段时间难以入睡，此后症状反复，经常出现失眠症状。近1年来，每晚11点左右上床，需卧床2～3小时才能入睡，凌晨4点就会醒来，无法再次入睡，每晚睡眠时间仅有3～4小时。自觉睡眠较浅，常有频繁的梦境，同时白天明显感到十分疲倦，常常打瞌睡但又睡不着，注意力、记忆力均下降。李女士曾服用“谷维素”、“刺五加”等药物，症状没有明显缓解。

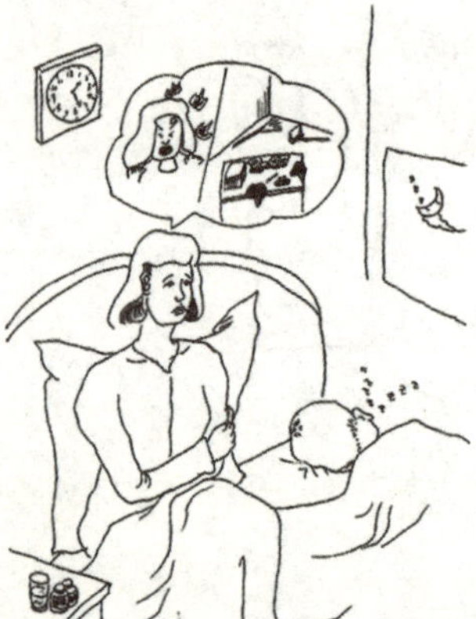

睡眠过程对维持人体正常的生命活动有着十分重要的生理意义，不仅能够恢复体力和精力，而且对调节神经-内分泌网络、维持免疫功能等方面都有着十分重要的作用。由于各种原因引起的正常睡眠活动受到破坏，出现睡眠始发或睡眠维持障碍（易醒、早醒和再入睡困难），使得患者对睡眠时间和（或）质量不满足并影响白天的社会功能，便达到失眠的临床诊断标准。失眠是一种常见的生理心理疾患，现代社会中越来越多的人开始不同程度地受到失眠的困扰，同时越来越多的研究证实，长期失眠可对人的躯体健康、生活质量和社会功能产生显著的不利影响。

失眠的常见致病因素有环境因素、生理心理因素、躯体疾病因素和药物因素等。女性多于男性，可在青春期起病，发病率随年龄增加逐渐增高。典型的临床表现包括：入睡困难（卧床后超过30分钟不能入睡），夜间易醒或睡眠维持障碍（夜间觉醒次数≥2次，或觉醒时间超过30分钟），凌晨早醒，总睡眠时间缩短（通常少于6小时）。同时多伴有不同程度的睡眠质量下降的感觉，如自觉睡眠浅、夜间多梦等。不仅如此，每个人需要的睡眠时间各不相同，有些人需8小时以上的睡眠才能彻底睡醒，也有些人睡了6小时就觉得精力充沛。因此，并不能仅靠睡眠时间来判断失眠，次日的精神感觉也是十分重要的方面。晨起后感觉精力没有得到恢复，头脑不清晰，出现困倦乏力和思睡等睡眠不足等影响日间正常活动的症状，才能确诊为失眠。还有部分人可以伴随有不同程度的不适、焦虑、急躁、疲劳和情感压抑等精神症状。从病程角度，失眠可以分为一过性失眠、急性失眠和慢性失眠，主要由于环境等因素引起的一过性失眠和急性失眠等的短期治疗效果通常不佳，进而会发展成慢性失眠。

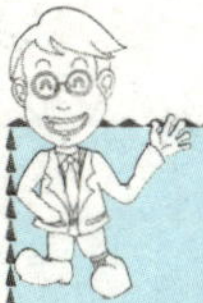

科学贴士

失眠是一种常见的生理心理疾患，治疗失眠首先要建立良好的睡眠卫生习惯。药物治疗要根据不同症状选择药物，遵从“间断给药”和“按需给药”的原则。

出现失眠后，患者最关心的往往是怎样能最快地改善症状，早点能让自己睡个好觉。不过，临床治疗失眠的目标不仅应包括缓解症状（缩短睡眠潜伏期，减少夜间觉醒次数，延长总体睡眠时间），还要考虑帮助患者保持正常睡眠结构和恢复社会功能。针对引起失眠的不同原因和不同病程，治疗方法总体上包含病因治疗、非药物治疗以及药物治疗三个方面。通常对所有患者都应该遵循的原则是：不论是否进行药物治疗，首先帮助患者建立健康的睡眠卫生习惯，逐步纠正各种影响睡眠的行为和认知因素；其次要重建正常的睡眠模式和恢复正常的睡眠结构；长期药物治疗可按照“按需用药”的原则，也就是指仅在患者自觉睡不着的当晚卧床前或第二天有重要事务时睡前服药。

治疗失眠要注意　心身和谐最重要
选择药物有根据　按需使用依赖少

为什么年纪轻轻也会失眠

——心理生理性失眠

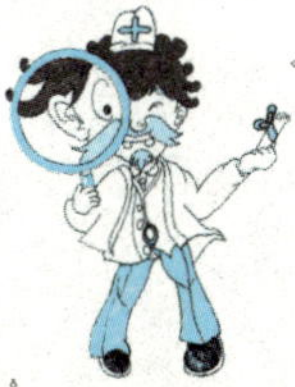

案例回放

小李今年25岁，是一名公司职员。7年前他在高考前因压力较大开始出现失眠，每晚均要卧床至少1小时之后才能入睡，而且自觉睡眠较浅，白天上课时常感觉疲倦，学习也总是不能集中精力。在医生的指导下，小李开始服用催眠药治疗，能够较快入睡。但此后每次有考试或工作当中有重要任务的前几夜，都会因为担心出现失眠会导致隔日精神不佳，影响自己的表现而出现明显的入睡困难，越是接近睡眠的时间，这种担心越明显。每次这些让自己担心的事件过去后，睡眠即能够恢复正常。小李平时并没有明显的心情压抑、工作动力下降及恐惧不安的情况。

小李的这种由明确的心理因素诱发，由过分地关注睡眠问题而引起的失眠称为心理生理性失眠，是失眠常见的一种临床类型，也叫做学得性失眠、条件性失眠等。心理生理性失眠可由任何原因引起的情绪冲突而诱发，一般始发于青年，中年期逐渐增多，少年儿童罕见，女性发病更为常见。

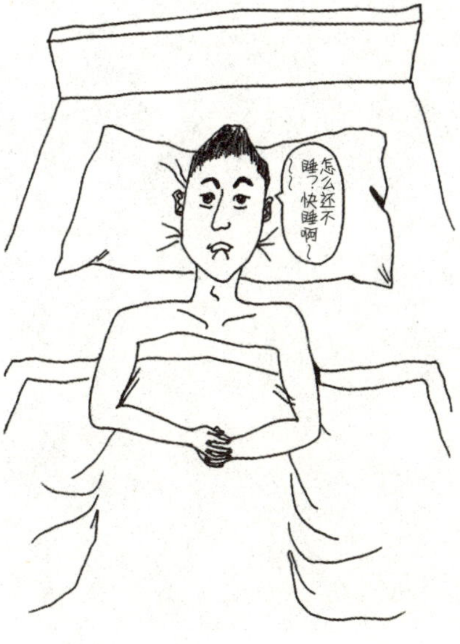

患者常常努力地想让自己入睡，但往往越是这样做越难以入睡，越是增加睡眠前的兴奋和焦虑程度，形成恶性循环，更难入睡。此类失眠患者的特征性表现为非常努力地试图入睡，但不能如愿，但在其他相对单调刺

激的情况下（如看书或看电视时）可易于入睡。患者常常在家中睡眠不好，但不在家中或不按常规就寝时间睡觉时反而睡得较好。

睡眠限制疗法可用于治疗心理生理性失眠。治疗要求患者在没有困意时不要卧床，也不要在床上看电视或看书，当感觉到困意时再上床休息。睡眠限制疗法通过缩短患者卧床时间，使患者卧床时间尽量接近所需的睡眠时间，从而提高睡眠效率。但每晚总卧床时间不能少于 5 小时，否则可能会造成白天 过度思睡等情况。此外，要求患者避免日间小睡，并且保持规律性的起床时间。

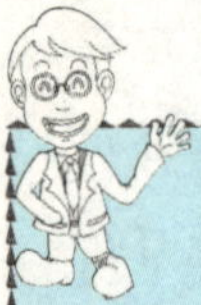

科学贴士

给予睡眠健康知识教育和行为指导，培养良好的睡眠卫生习惯，降低患者对睡眠及睡眠环境的反射性焦虑水平，必要时配合药物间断按需服用可有效治疗心理生理性失眠。

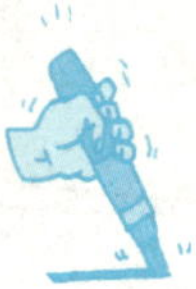

睡前不必太紧张　放松心情好入眠
睡眠习惯养成好　配合药物可治疗

到底有没有睡着

——主观性失眠

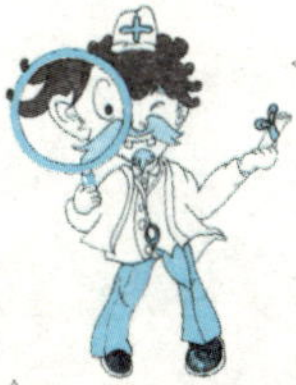

案例回放

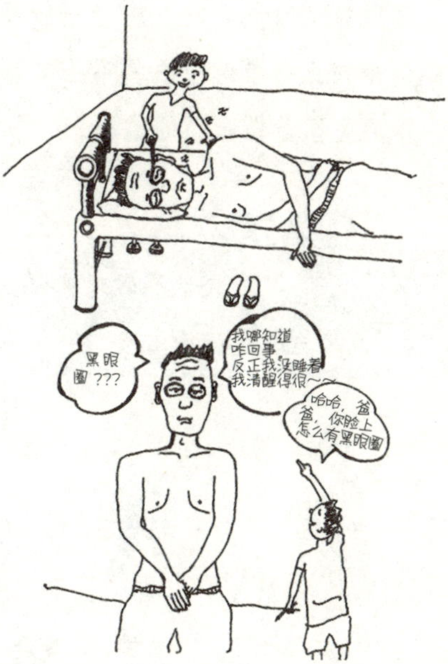

49岁的老李称自己已经有半年时间从未很好地睡过一次觉。他说自己的大脑在晚上几乎始终处于清醒状态，即使睡着也仅仅是迷糊了短短的几分钟时间。这种感觉让他觉得很难受，白天也会为此而着急，不过自己的精神状态一般都不错，没有像其他睡眠不好的人那样，觉得特别疲劳和思睡。家人经过一段时间的观察，发现他晚上的睡眠似乎比正常人浅一些，但一般都能正常睡觉。老王调皮的儿子一次趁老王睡着之后，在他脸上画了“眼圈”，在这时把他推醒后，他并不知道儿子的恶作剧，却仍坚持说“基本没有入睡”，再问他眼睛周围的圈圈从何而来，他虽无言以对，但仍坚持说未睡着。这究竟是怎样一回事呢？

主观性失眠是对睡眠状态的感知不良引起的失眠感觉。患者能够具体描述入睡困难或睡眠不足的症状，但多导睡眠图检查显示睡眠时间与睡眠结构正常。主观性失眠也称睡眠状态感知不良、假性失眠等。患者主观与客观睡眠的不一致性具有鉴别价值。

主观性失眠可见于任何年龄，通常在成年的早、中期多见，女性更为常见。本病的发病机制尚不明确。患者在睡眠过程中，常会把正常睡眠活动时发出的精神活动错误地判断为是出于觉醒状态时出现的感觉，从而对于睡眠状态感知不良，可能是本病的原因之一。患者有失眠的主诉并过分夸大其入睡困难的程度，但其实际睡眠持续的时程和睡眠质量均正常。

本病的确诊需要通过多导睡眠图监测证实睡眠潜伏期正常，唤醒和觉醒次数正常，睡眠持续时间正常。患者一般没有明确的躯体和精神疾病，因此治疗主要是以客观证据纠正患者对睡眠的不正常认识和感知。需要注意与常见的失眠类型进行鉴别，以避免镇静催眠药的滥用。

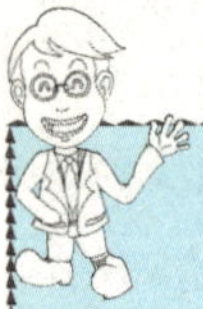

科学贴士

部分失眠患者的失眠感觉可能仅是自己的主观错觉，需要仔细鉴别，避免过度药物治疗。

失眠也有真假　仔细鉴别方知
结合辅助检查　防止滥用药物

我为什么总是想睡觉

——发作性睡病

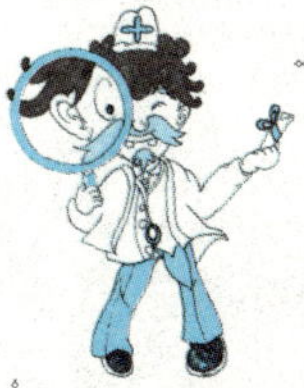

案例回放

小宁今年9岁了，最近小宁的父母发现他和从前有些不一样，常常没精打采的，有时候看着喜欢的动画片也会忽然就睡着了，每次睡着20分钟左右之后又会自己醒过来继续玩。如果睡眠中把他叫醒，他常常会发脾气。来到学校问过老师后才知道，小宁上课的时候也会出现这样的情况，几乎每天都会在上午第3节课开始的时候睡着。老师以为是他不用心听课，还批评过他，可是他仍然无法控制自己不睡着。于是小宁的父母让他天晚上早早地就上床去睡觉，早上也是上学前才叫他起床，可是他白天还是会打瞌睡，有时候还会在睡着的时候出现做梦一样的很奇怪的感觉，分辨不清自己是在哪里。更奇怪的是，有几次小宁开心大笑的时候忽然变得全身没有力气，站也站不稳，像要摔倒的样子。小宁这是患了什么奇怪的病呢？

发作性睡病是一种以白天出现不可控制的短暂性、发作性睡眠为主要特征的睡眠障碍，常伴有猝倒发作、睡眠瘫痪、睡眠幻觉等。目前认为发作性睡病的发生同脑内一种可以调节睡眠-觉醒过程的神经肽类物质（hypocretin）失调有关。该病从儿童早期到老年期均可发病，以15～25岁为发病高峰。

目前的研究将发作性睡病分为伴有猝倒的发作性睡病、不伴有猝倒的发作性睡病和继发性发作性睡病三大类。一般较常见的为伴有猝倒的发作性睡病。伴有猝倒的发作性睡病的典型临床表现为以下的四联症：

1. 发作性睡眠：患者白天突然出现无法预测的过度睡意和不可抗拒的睡眠发作。这种想睡觉的感觉十分强烈，有时在阅读、看电视、听课、吃饭、行走甚至驾车时均可出现，通常情况下经过一段短时间的小睡（10～30分钟）可使精神恢复

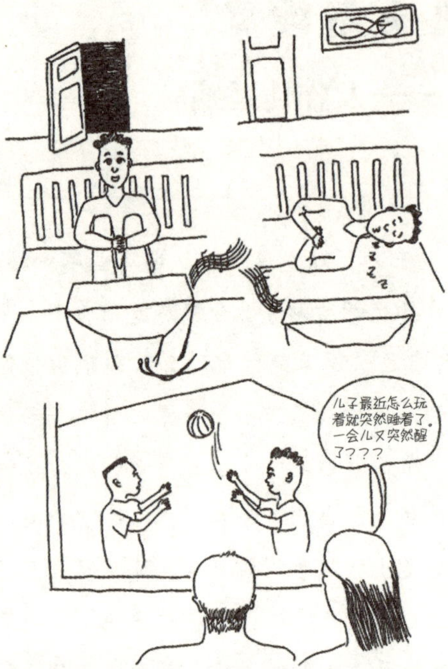
儿子最近怎么玩着就突然睡着了。一会儿又突然醒了???

振作，但这种恢复精力的时间并不确定，有时候可达数小时，有时候仅能维持醒后一段时间又会再次思睡。

2. 猝倒发作：可见于 65% ~ 70% 的发作性睡病患者。通常会由于强烈的情感刺激等因素诱发，如高兴地大笑或悲伤地大哭，表现为躯体肌张力突然丧失，四肢没有力气，行动困难甚至倒地不能起来，但意识始终保持清楚，呼吸不受影响。有时仅仅表现为面部肌肉与舌肌无力，而突然发生表情消失、眼睑下垂、语言中断或伸舌等。发作持续时间通常为数秒，发作之后可完全恢复。

3. 睡眠瘫痪：可见于 20% ~ 50% 的患者。患者从睡眠中醒来时，有时候会发生一过性全身不能随意运动或不能言语，呼吸和眼球运动不受影响，可持续数秒至数分钟，之后才能逐渐恢复活动。因为发生睡眠瘫痪时的意识清醒，所以患者会十分恐惧、紧张。此时，如果由外界触碰身体或声音刺激，可使得患者立即恢复自主活动。

4. 睡眠幻觉：见于 12% ~ 50% 的患者。可发生于从觉醒向睡眠转换时（入睡前幻觉）或睡眠向觉醒转换时（醒后幻觉）。常出现不愉快的异常听觉或视觉感受，或伴有恐惧感和威胁感。

发作性睡病一般需要通过在睡眠实验室进

科学贴士

发作性睡病是一种以白天出现不可控制的短暂性、发作性睡眠为主要特征的睡眠障碍，常伴有猝倒发作、睡眠瘫痪、睡眠幻觉等。药物治疗可使用中枢神经系统兴奋性药物和抗抑郁药。

行整夜（多导睡眠图检查）和次日白天的睡眠检查（多次小睡潜伏期试验）才能确诊。多导睡眠图检查可发现睡眠潜伏期短于10分钟，多次小睡潜伏期试验证实平均睡眠潜伏期少于5分钟。脑脊液中hypocretin含量降低对明确诊断有价值。

治疗上应合理安排作息时间，保证夜间充足睡眠。白天在适当时间合理安排小睡可以有效改善患者在其后2小时左右的精神状态。应该避免从事倒班工作、长时间连续工作或高精度、高危险性工作。药物治疗可使用中枢神经系统兴奋性药物以改善发作性睡病的日间思睡症状；三环类抗抑郁药可改善猝倒症状，并具有抑制快波睡眠的作用。

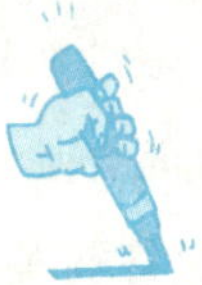

白天频繁思睡　情绪激动跌倒
醒来时有幻觉　警惕发作睡病

打呼噜是睡得香吗

——阻塞性睡眠呼吸暂停低通气综合征

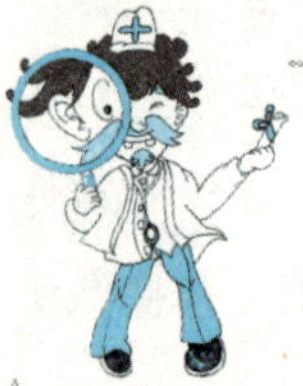

案例回放

老王今年47岁，体型肥胖。老王年轻的时候睡觉就经常打呼噜，自己觉得睡得很香，家人也都觉得是正常现象，似乎这样的睡眠才是高质量的。可最近两年来家人反映老王打呼噜不仅声音响亮，而且响亮的鼾声持续一段时间后会有一段短暂的停止的时间，此时似乎呼吸也跟着停住了一样，过了一段时间后又开始打呼噜，呼吸也随之恢复了。老王自己也觉得睡觉时偶尔会有喘不过气来的感觉，然后就会被憋醒，醒来之后呼吸就恢复正常了。早晨起来常常觉得口干，白天也觉得精神不好，昏昏沉沉的，有时候坐在公交车上就睡着了，自觉记忆力也比从前下降了很多。老王为什么每天睡得很多，但是还总觉得不清醒？到底睡觉时打呼噜是睡得香的标志吗？

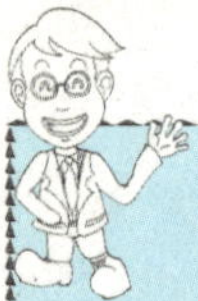

科学贴士

睡眠过程中反复发生打鼾并伴有呼吸暂停，不仅不是睡得香，而且会造成夜间反复发生间断性低氧血症、高碳酸血症和睡眠片段等一系列病理生理改变，能够导致白天出现思睡、疲劳、心脑肺血管并发症乃至多脏器损害。

阻塞性睡眠呼吸暂停低通气综合征的特征是睡眠过程中反复发生打鼾并伴有上气道完全或不完全阻塞，引起夜间反复发生间断性低氧血症、高碳酸血症和睡眠结构紊乱等一系列病理生理改变，导致白天思睡、疲劳、心脑肺血管并发症乃至多脏器损害。阻塞性睡眠呼吸暂停低通气综合征在成年人中的患病率为2%～4%，是多种全身疾患的独立危险因素。在某些上气道病理情况作用下，出现上气道狭窄、软组织松弛，吸气时在胸腔负压作用下，软腭、舌坠入咽腔，造成上气道阻塞，是引起阻塞性睡眠呼吸暂停低通气综合征的主要原因。

阻塞性睡眠呼吸暂停低通气综合征可见的临床特征是明显的打鼾。患者在夜间睡眠过程中打鼾且鼾声不规律，呼吸及睡眠节律紊乱，反复出现呼吸暂停及觉醒，同时患者自觉憋气，晨起头痛，白天思睡明显，记忆力下降。典型的打鼾类型由响亮的鼾声或短促的气喘以及持续20～30秒的沉默时间相交替组成。响亮的鼾声可能已经持续多年，常干扰同床睡眠者，但患者自己常不会注意到自己打鼾或出现呼吸暂停。患者可因为憋气和可能伴随的身体运动而突然醒来，在出现几次呼吸后再次入睡，又重复出现鼾声与呼吸暂停的过程。

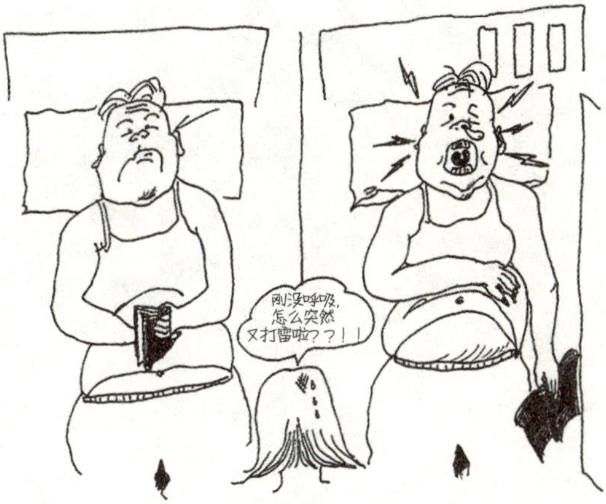

发生呼吸暂停事件时口、鼻气流停止，但胸、腹呼吸运动仍然保持，是阻塞性睡眠呼吸暂停低通气综合征的重要临床特征。呼吸暂停事件可以持续数十秒不等，常在响亮的鼾声、气喘或呻吟后终止。可见部分患者睡眠期频繁翻身或肢体运动，有时可突然坐起，甚至踢伤同床者。患者经常在白天觉得过度困倦、思睡，常在看书、看电视、开会或乘车等安静及放松状态下打瞌睡。部分患者还伴有高血压、心律失常及焦虑、抑郁、易激惹、性欲减退等躯体和精神症状。多导睡眠图是诊断本病的“金标准”。

针对阻塞性睡眠呼吸暂停低通气综合征，首先应采取一般性治疗：通过控制饮食和适当运动以减轻体重；戒酒、戒烟、停用镇静催眠药及其他可引起或增加阻塞性睡眠呼吸暂停低通气综合征的药物；侧卧位睡眠；适当抬高床头；白天避免过度劳累。其次针对病因进行治疗：纠正引起阻塞性睡眠呼吸暂停低通气综合征或使之加重的基础疾病，如应用甲状腺素治疗甲状腺功能减退等。对于上述治疗后症状仍然持续的患者，可以给予持续正压通气治疗。其他的治疗方法还包括口腔矫治器治疗和外科治疗。

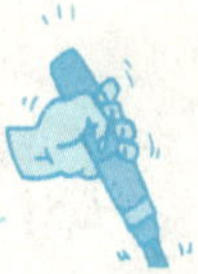

睡觉鼾声响　未必睡得香
呼吸常停顿　全身有损伤

睡不安宁的腿

——不安腿综合征

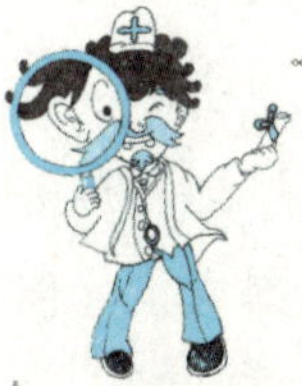

案例回放

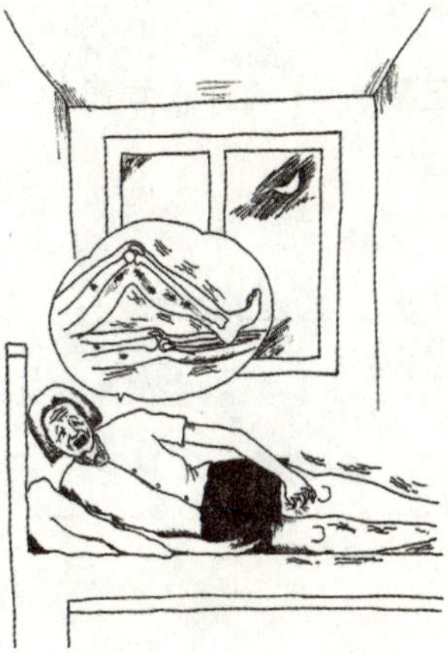

69岁的李奶奶最近晚上睡觉时腿部会出现一种很奇怪、很难受的感觉，有时像蚂蚁在腿上爬，有时好像是从骨头深部出现的疼痛的感觉。经常需要起床下地活动一下腿部，或者不停地来回揉搓腿部才能够减轻这些不适感。李奶奶常常难受得睡不着，就是睡着一会儿，也还会由于腿部再次发生的不舒适感而醒过来，严重影响了睡眠。而在白天，这种腿部症状并不明显，她感觉很正常，也能行动自如，并不影响白天的生活。李奶奶自己尝试了各种方法，热敷、补钙、按摩，但情况并没有改善。

不安腿综合征是一组以强烈的移动双腿的渴望为特征主诉的睡眠期感觉运动障碍综合征。典型的患者常在安静和静止状态下出现难以名状的肢体不适感，而迫使肢体发生不自主运动，以减轻不适。常见的诱发因素有妊娠、缺铁性贫血、叶酸和维生素 B_{12} 缺乏、周围神经病、风湿性关节炎、糖尿病等，但其确切的发病机制尚未明确。

不安腿综合征的特征性表现为腿部不适引发的腿部活动。患者主诉腿部出现难以描述的不适感，这些感觉的描述因人而异，如蠕动、蚁走、瘙痒、烧灼、触电感等，感觉异常位于肢体深部，以累及下肢为主，单侧或双侧都可发生，近半数患者也可出现上肢不适。这种不适感常会迫使患者通过持续活动来缓解症状，如伸展肢体、伸屈肢体、搓揉下肢等。当运动结束、恢复静息后，症状又会重复出现或加重，尤其以夜间症状加重，典型者在23点至次日凌晨4点最为严重。

多导睡眠图可见腿部运动明显增多，每次运动持续时间超过10秒，每小时可超过40次。同时可伴有夜间觉醒次数和时间增多以及睡眠片段现象增多。

治疗首先应培养患者健康的睡眠作息时间并进行适度活动等，同时去除各种引起不安腿综合征的病因，如对缺铁引起者给予补铁治疗。药物治疗可选用影响多巴胺能系统功能的药物，如复方左旋多巴制剂、多巴胺能受体激动剂或镇静催眠药。

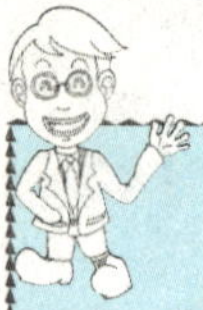

科学贴士

不安腿综合征的特征性临床表现是静息或卧床状态下出现难以名状的肢体不适感，而迫使肢体发生不自主运动。

睡时常有腿不适　虫行蚁走难描述
活动肢体能缓解　频繁觉醒扰睡眠

反复运动的肢体

——周期性肢体运动障碍

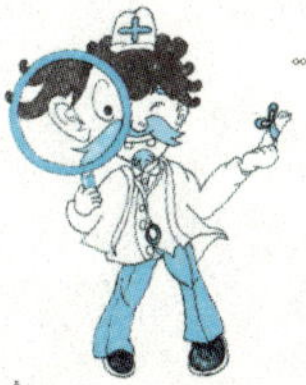

案例回放

老王今年56岁，最近老伴反映他每天晚上睡觉时总是不停地踢腿，经常把她踢醒，醒来以后却发现老王还在睡觉，并没有醒来。早上起来后询问老王为什么这样，老王自己却一无所知，好像夜里什么也没有发生一样，只是觉得睡眠质量比从前明显下降了，不仅起床后精力没有恢复，白天经常还觉得有明显的睡意。老王来到医院进行检查，通过睡眠检查室的整夜睡眠录像记录显示，老王夜里隔一段时间就会弹簧一样反复抽动右腿，过几分钟又会自行停止。

周期性肢体运动障碍是指在睡眠中反复发作的肢体周期性动作。本病患病率随年龄增长逐渐增加，在青年期为5%左右，老年人可升高至40%。周期性肢体运动障碍主要表现为睡眠中反复出现肢体运动，以下肢发作性收缩为特征性表现，呈周期性发作，每次持续时间0.5～5秒，发作间隔5～90秒，上肢也可以出现类似的表现。这种不自觉的运动常会影响同床者的正常睡眠。多导睡眠图检查可见肢体运动可发生于睡眠中的任何时段，慢波睡眠期多见。肢体导联监测可发现反复发作的特征性肢体运动，连续运动发作≥4次，每小时发作次数≥5次。同时可伴有睡眠片段增多、觉醒次数增多等睡眠结构紊乱现象。

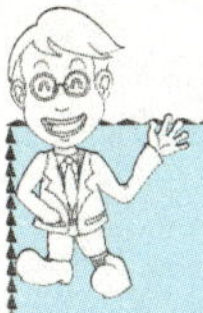

科学贴士

周期性肢体运动障碍是指在睡眠中反复发作的肢体周期性动作。药物治疗可选择多巴胺类药物和苯二氮䓬类药物。

药物治疗可选择多巴胺类药物和苯二氮䓬类药物。

睡后肢体不安宁　有时动来有时停
好似钟表有规律　睡眠监测定病情

当梦境表现为现实

——快速眼动睡眠期行为障碍

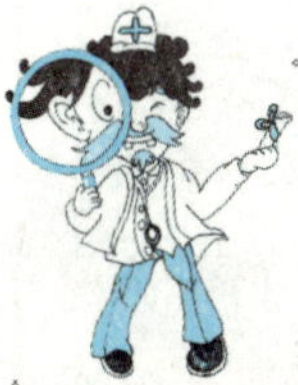

案例回放

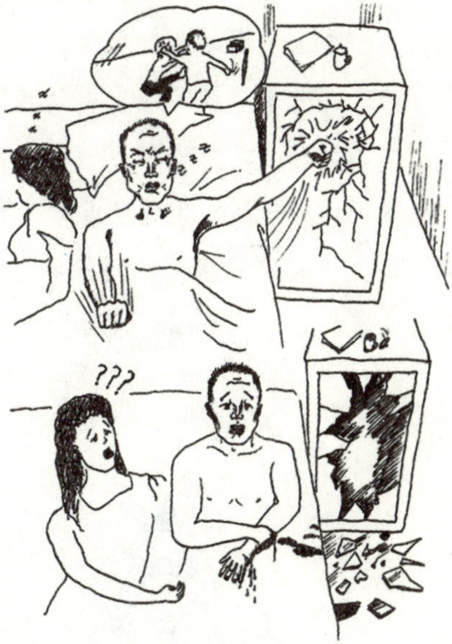

50岁的老张，是一名司机，他爱人发现最近老张在晚上睡觉时出现了一些异常的现象。在夜深人静的时候，老张会突然出现激烈的暴力动作，挥拳、踢脚、大声呼喊，有时从床上掉下地。老张的爱人被他这一系列举动吵醒，老张却浑然不觉，只记得自己做了噩梦，梦中遇见了歹徒，自己同对方进行了英勇的搏斗。严重的是，这种情况几乎每周都会发生一次。半年下来，老张已经几次打破了自己的手，撞破了自己的头，还砸碎了床头的玻璃柜。

快速眼动睡眠期（即快波睡眠期）行为障碍的临床特征，是在一种通常情况下全身绝大部分肌肉张力都消失的睡眠期（快速眼动睡眠期）内反复出现的肌张力不消失，并伴有与梦中出现的内容有关的复杂运动行为的发作性疾病。快速眼动睡眠期行为障碍多见于50~70岁的中老年人群。

快速眼动睡眠期行为障碍患者主要表现为睡眠中突发的、大幅度的运动行为，如在床上挥动手臂、踢腿、喊叫、起床，偶可出现磨牙、大笑、唱歌等。这些行为可以造成严重的后果，甚至对本人或同床睡眠者造成伤害。通常需要极大声音或触动才能将患者唤醒，唤醒后患者多能描述正在进行的生动的、内容各异的梦境，一般都是在梦中伴有激烈动作。该现象一般在入睡90分钟后开始出现，发作频率数周一次到每晚数次不等。

通过多导睡眠图检查可发现患者在快波睡眠期出现异常的肌电活动，下颌肌电过度增强，下颌或肢体肌电图显示时相性肌电活动增多并伴有异常行为。部分患者还可伴有周期性肢体运动。

本病通过药物治疗通常可以较好控制。小剂量的氯硝西泮一般可以取得明显的治疗效果。褪黑素可以减少患者的夜间运动症状。同时应注意采取保护措施以防止继发性损伤，如床边安装护栏，床旁不要放置尖锐、易碎物品等。

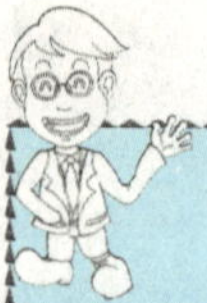

科学贴士

快速眼动睡眠期行为障碍的特征是在快速眼动睡眠期反复出现肌张力不消失的现象，并伴有与梦内容有关的复杂的运动行为。药物治疗能有效地控制病情。

夜梦深深不觉晓　梦境成真不得了
七手八脚动不停　扰动花落知多少

好习惯决定好睡眠

——睡眠卫生不良

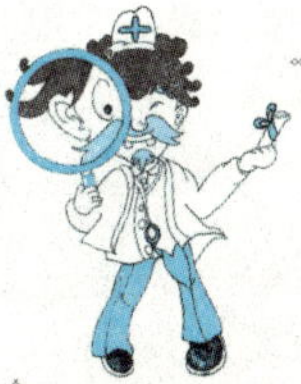

案例回放

27岁的小李是一名公司职员。最近由于工作较忙，中午没有时间和地方休息，每天总要喝几杯咖啡提神，有时一天就要喝四五杯，晚上睡觉的时候也开始出现失眠，要躺在床上很久才能够入睡。晚上休息不好，第二天更加没有精神，只好继续使用咖啡提神。经睡眠门诊的医生教育，小李开始注意培养良好的睡眠卫生习惯，每天晚上11点准时上床，白天尽量不喝咖啡，睡眠慢慢得到改善，失眠症状也渐渐消失。

睡眠卫生不良是一种十分常见的睡眠障碍，是指各种可能诱发睡眠困难的日常生活和行为习惯所导致的睡眠障碍，患者不存在精神病理异常，也不存在明显的躯体疾病因素。一些不适当的睡眠习惯常是主要原因，睡前从事过于激烈的运动、高度紧张的脑力活动等都会使心情难以平静，进而导致入睡困难；有时卧室环境不合适，如光线过强、温度不适宜等都会对睡眠的起始和维持造成干扰。另外咖啡、香烟等可导致觉醒增多，酒精摄入过多可以引起睡眠维持困难，从而增加觉醒次数和早醒。临床主要表现为入睡困难，睡眠中容易觉醒和早醒。白天常常出现睡眠不足的症状，如情绪低落、动力不足、注意力下降、容易疲劳和思睡。

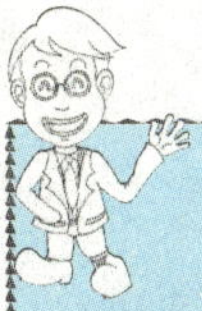

科学贴士

良好的睡眠卫生习惯对维持正常的睡眠时间和质量有重要的价值。

治疗主要靠建立和保持良好的睡眠卫生习惯。主要内容包括：①睡前几小时避免使用兴奋性物质（咖啡、浓茶、抽烟等）；②睡前不要饮酒，酒精可干扰睡眠；

③规律的体育锻炼，但傍晚及临睡前应避免剧烈运动；④睡前不要大吃大喝或进食不易消化的食物；⑤睡前至少1小时内不思考问题；⑥卧室环境应安静、舒适，光线及温度适宜；⑦保持规律的作息时间；⑧避免午睡或白天小睡等。早期可适当使用镇静催眠药以帮助缩短入睡潜伏期和维持睡眠时间。

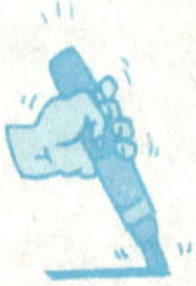

睡前情绪要平静　避免饱餐和运动
按时作息少烟酒　良好习惯助睡眠

环境与睡眠

——环境性睡眠障碍

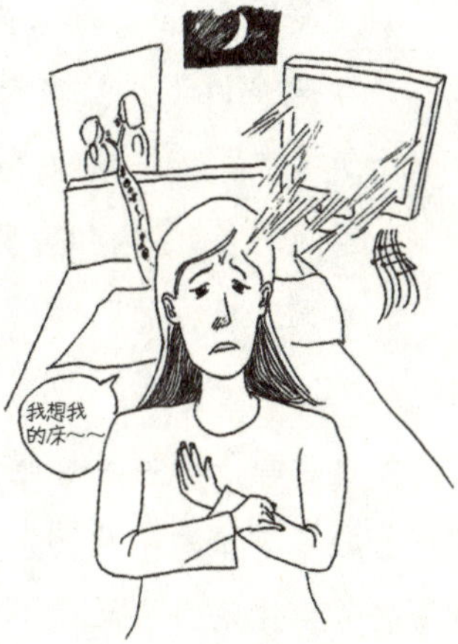

合适的卧室环境对睡眠很重要，我们一生有近三分之一的时间在床上度过。但是很多人对睡眠环境有特别高的要求，常常形成“认床”的心理。只要离开了自己习惯睡的床就会难以入睡，甚至整夜都会睡不好，产生比较严重的失眠问题。除此之外，还有很多人对环境非常敏感，只要是离开熟悉的环境就会睡不着、睡不安稳。因为环境的改变睡不着，比“认床”的心理依赖程度还要强。还有一些朋友，常常会被周围环境的微弱变化而干扰，哪怕是一点小小的声音（比如电脑的噪声），也会影响其睡眠；晚上哪怕是电脑屏幕的微弱光亮，甚至是早上透过窗帘的一丝微弱光线也会成为催醒的因素，始终无法获得很好的睡眠。以上所说的这些情况都是环境性睡眠障碍的常见表现。

环境性睡眠障碍是指受到各种环境因素的干扰而引起的失眠或睡眠过多。环境性睡眠障碍亦称为环境诱发的睡眠障碍、境遇性失眠等。这种类型睡眠障碍的发生和发展与睡眠相关的环境因素密切相关。

常见的影响睡眠的不良环境因素包括：

1. 寝室因素：光线过亮，包括室内和室外强烈的光线均可干扰睡眠。

2. 睡伴因素：鼾声或频繁翻身。

3. 需要保持警觉性的工作：照顾婴儿和患者等。

4. 住院患者的失眠原因常常与其环境因素密切相关。

5. 温度：高温，当温度超过32℃，如果没有空调，在这种高温环境下人就很难入睡；低温，当温度低于10℃，卧室没有取暖设备，也会冻得睡不着。

6. 噪声：卧室内的噪声包括电冰箱、空调等家用电器产生的较高的能干扰睡眠的响声，闹钟，鼾声等。卧室外的噪声来源有建筑施工工地、产生噪声的工厂、集市、闹市区、公路旁、机场附近等。

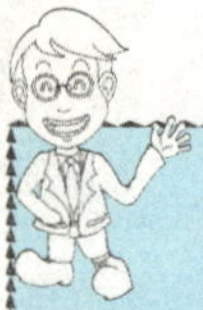

科学贴士

睡眠的发生与维持都与周围的环境因素有密切的联系，维护良好的睡眠环境对保证睡眠质量有重要价值。

7. 通风不良：室内门窗紧闭，空气不流通，导致缺氧、胸闷等，难以入睡。

8. 单调、机械的职业，或与社会隔离或躯体活动受到限制等情况，可能也是影响睡眠的因素。

环境性睡眠障碍可发生于任何年龄，但以老年人更为常见。主要表现为入睡困难、易醒或觉醒次数增多、总睡眠时间减少。可伴有轻度的白天情感、情绪障碍，容易疲劳，注意力不易集中，易激惹等，还有部分患者出现对失眠以及造成失眠环境的担忧与顾虑。

本病的治疗主要是病因治疗。消除直接影响睡眠的环境因素，是治疗和预防本病的关键。当去除或离开不良环境因素后，睡眠障碍通常可以迅速得到改善或逐渐好转。在发病早期，对于以失眠为主要表现者，如不能立即去除环境影响，可考虑短期使用非苯二氮䓬类镇静催眠药，有利于缓解睡眠障碍。

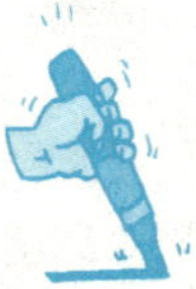

良好睡眠要求多　合适环境尤重要
调整心理及环境　适当服药可治疗

情绪与睡眠

——睡眠调节性障碍

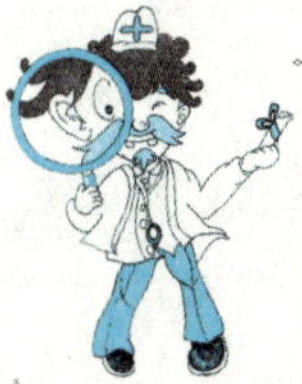

案例回放

小李今年31岁，反复失眠有3个多月了。她3个月前因工作失误被原来的公司辞退，从此开始出现失眠，每晚都要卧床1个小时才能入睡，自觉睡眠很浅，白天情绪较差，总是感觉疲倦、思睡，注意力也常常不能集中。症状持续3周后，服用药物治疗能够较快入睡，然而一旦停药，又觉得难以入眠。3个月后，小李找到一家新公司工作，自己对新环境很满意，状态调整得很好。工作满意，心情也跟着好了，睡眠的质量也随之明显改善，失眠次数开始减少，最后不用服镇静催眠药也能正常入睡。

睡眠调节障碍是指与急性应激、冲突或引起情绪明显波动的环境变化有关的短暂性睡眠障碍，又叫短暂性心理生理性失眠、短暂性失眠或短时失眠。睡眠调节障碍是心理因素影响睡眠的典型代表，随着情绪反应的缓解，患者的睡眠障碍可以恢复正常。好发于平时存在明显不安全感和情绪波动较大的人。此外，在陌生环境中容易发生睡眠紊乱的个体，当遭遇心理刺激性因素时也容易发生睡眠调节性障碍。心理刺激因素和其产生的应激反应对睡眠产生的重要影响是发病的主要原因之一。本病通常起病较急，起病前有较为明确的心理刺激因素或应激源，如各种生活事件、矛盾冲突等。这些对情绪产生刺激的因素可有不同的类型，大多数睡眠调节障碍是由于情绪性刺激，或是由于对安全受到威胁的恐惧感引起的，如亲人死亡、离婚、考试、工作变化等。有时则是对肯定性情绪的预期或相关的反应，如同意结婚请求或期待一件重要事情发生时出现的激动心情。

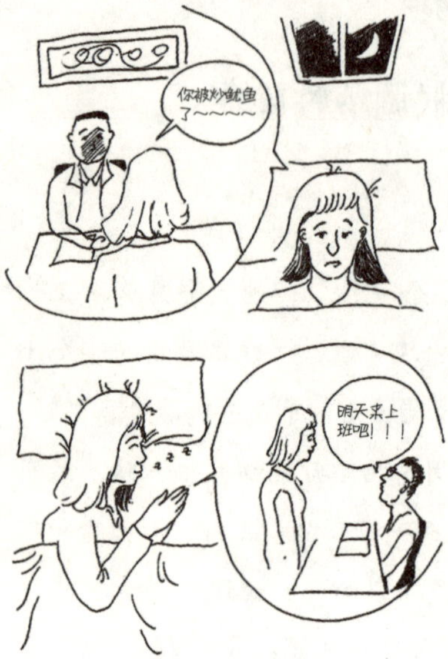

本病的主要表现为失眠，包括入睡困难与早醒，少数可表现为在白天的某些时间出现思睡。同时常伴有明显的情绪变化，有人焦虑、哭泣，有人会思睡、心灰意冷，也有人会变得易激惹等。本病多为急性病程，多在可辨别的应激性因素出现后3个月内出现症状。随着应激源的消除或适应能力的提高，睡眠障碍逐步得以缓解。

治疗原则首先以尽可能消除应激源或减少应激源对个体心理的影响为主。心理治疗也比较重要，包括支持性心理治疗、精神分析治疗、行为治疗等。对于症状较严重的患者可短期应用苯二氮䓬类催眠镇静药进行治疗。

科学贴士

急性应激、冲突或引起情绪明显波动的环境变化可引起短暂性睡眠障碍，随着情绪反应的缓解，患者的睡眠障碍可以恢复正常。

工作变化致失眠　心境失调是主因
消除诱因即缓解　心理治疗有帮助

喝酒能帮助睡眠吗

——酒精依赖性睡眠障碍

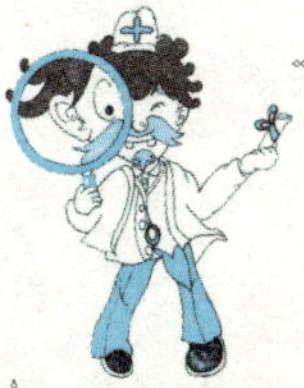

案例回放

西晋时期著名的“竹林七贤”之一刘伶是中国历史上最著名的酒徒。史书上说他不管是停下来还是行走，随时都要提着酒杯饮酒。每天嗜酒如命，从不去管别的事情。其他人怎么说他，他自己一点都不在意。每天不喝酒就怎么都睡不着，喝醉了就睡，醒过来也是恍恍惚惚的。他经常乘着一辆鹿车，抱着一壶酒，命仆人提着锄头跟在车子的后面，并说道：“如果我醉死了，你就地把我埋葬算了！”即使有时候酒醒了，他看周围的环境也和其他人很不同。他只有一篇传世的作品，就是《酒德颂》，里面就说到自己的独特感受“兀然而醉，豁尔而醒。静听不闻雷霆之声，熟视不睹泰山之形”。意思是说，即使一个惊雷忽然打下来，我也听不见；即使如同泰山一样大的物体摆在面前，我也视而不见。

酒精依赖性睡眠障碍是指将酒精作为镇静剂使用，由于持续摄入酒精而引起的睡眠障碍。本病的产生与酒精滥用导致的耐受性、依赖性和戒断症状有关。任何引起入睡困难的情况，如心理生理性失眠、抑郁或不安腿综合征都是本病的易患因素，人格障碍也可能是构成酒精依赖性睡眠障碍发病的高危因素。但只有在此基础上长期借助酒精作为催眠药物使用时才会逐渐发展为典型的酒精依赖性睡眠障碍。

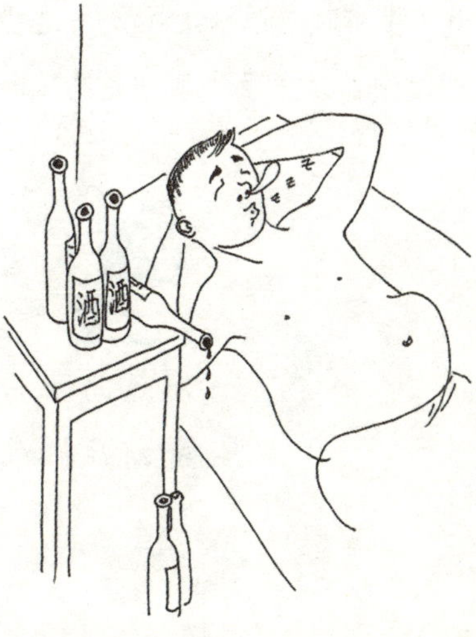

患者常有入睡困难，而试图借助于酒精的作用来帮助入睡，其饮酒方式通常在上床入睡前3～4小时。这种方法在开始阶段可能改善入睡状况，但持续饮酒一段时间以后，由于产生了耐受性，酒精对于睡眠的诱导作用随之减弱，此时就会产生通常不易被观察到的戒断症状，可继发于酒精相关的睡眠持续障碍。患者常在睡梦中突然醒来，出汗、头痛和口干，这些症状提示轻度的脱水和戒断症状。如果突然停止饮酒，会产生严重失眠、夜间频繁觉醒，每次觉醒时间持续数分钟至数十分钟。有些患者对酒精可无明显的生理耐受或依赖，而是以对酒精明显的心理依赖为主，通常会认为只要每晚饮酒，就不会出现睡眠障碍。本病病程迁延，因饮酒量的不断增加或合并应用镇静催眠药等可产生更大的危险性。少数患者还可能进一步发展为慢性酒精中毒。

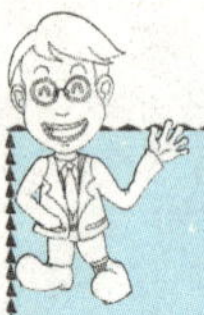

科学贴士

不应该将酒精作为镇静催眠的物质来使用，不仅不能消除失眠症状，长期服用后还会形成酒精依赖性睡眠障碍。

治疗原则上应首先针对酒精依赖的治疗，包括戒酒为主的各种手段，其次再对睡眠等相关障碍进行对症治疗。对于睡眠障碍症状，可在医生的指导下适当使用苯二氮䓬类或其他新型镇静催眠药，但服药时间应与饮酒时间严格分开，饮酒后3～4小时内原则上不使用这些药物，并要严格控制催眠药物的服用时间，不宜长期使用，以免产生新的药物依赖问题。

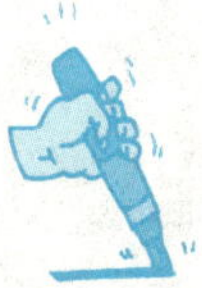

以酒助眠不可取　长期使用会成瘾
戒断症状难消除　合并药物损健康

“空中飞人”的睡眠问题

——时差变化综合征

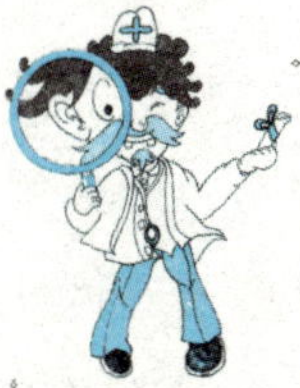

案例回放

年轻有为的小李在一家跨国公司工作，每隔几个月就要去国外谈生意，有时去欧洲，有时去美洲，经常要飞十几个小时，到达目的地短暂休息后又要立即投入工作。开始的时候他还能很快调整好当地的工作节奏，可最近开始，他常常觉得很不舒服，总是不能很好地休息，即使按照当地的时区休息了一段时间，反倒更觉得起床后没精神。更难受的是，每次回国之后这样的感觉都要持续1周以上，偶尔还会反复失眠好多天，白天总是打不起精神来。小李非常着急和苦闷，甚至想换一份工作了。

时差变化综合征是指在短时间内跨越多个时区的飞行后，出现的一组心理和生理方面的症状，亦称时差疲劳、时区疲劳和相移综合征等。本病的病因主要是患者体内生物节律与到达目的地所处时区的时间不同步，出现不同程度的睡眠启动或睡眠维持困难、日间思睡、警觉维持能力下降以及躯体症状。当到达新的时区后，人体生物钟会在原有（出发地）的生理时间上持续几天，然后再慢慢地进行调整。而在调整期间，即使在中午，人体生物钟依旧会发出信息而萌生睡意；或是在午夜时分，处于觉醒状态而难以入睡。

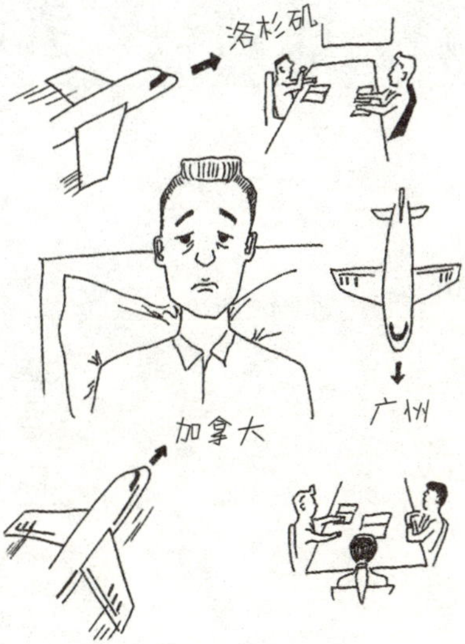

当跨越3个以上的时区后，几乎每个人都能体会到时差变化的不适感，只是程度不

同而已。时差变化综合征主要包括五类症状：①疲劳、精神运动性操作不良；②失眠、焦虑与其他睡眠觉醒障碍；③胃肠道症状；④部分器官的身心症状；⑤其他症状：头痛、视力下降、呼吸困难、多汗、梦魇等。

时差变化综合征患者绝大多数无须特殊治疗，一般经过一段时间的自我调节就能得到恢复。明确的时间提示信号比如日光、就餐等有助于患者更快地适应所处时区的昼夜节律。因此，在到达目的地后应尽快置身于阳光之中，日光强烈的刺激作用可帮助克服时差带来的“睡眠紊乱”，帮助调节体内的生物钟。尽量不要通过短时间打盹、过量服用咖啡等方法缓解短期的思睡症状，避免形成睡眠卫生不良，造成新的睡眠障碍。药物治疗可使用小剂量短半衰期的镇静催眠药，小剂量口服褪黑素也有一定的治疗效果。

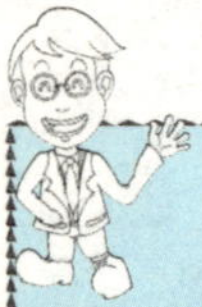

科学贴士

为避免因时差造成的睡眠紊乱，在出差前可以提前几天作睡眠时间的调整。如果往东方旅行，起床和睡觉时间就提早一些，向西方旅行，则相反；在到达目的地后，不要吃得过饱，尽量多晒太阳。由于时差反应出现的昼夜节律失调性睡眠障碍是一过性生理节律紊乱，当建立了稳定的睡眠时间模式以后，睡眠障碍随即消失，通常经过1周左右的自我调节就能得到恢复。

长途飞行　扰乱节律
全身不适　影响睡眠
多晒太阳　克服打盹
自我调节　一周适应

“24小时社会”的睡眠问题

——倒班工作睡眠障碍

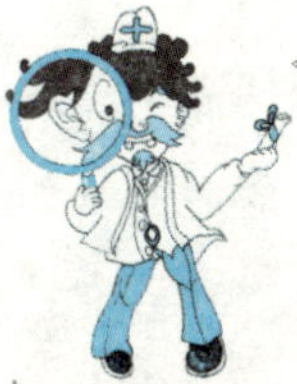

案例回放

素素是一名公司职员。近几年来，由于工作需要经常三班工作制。3个月前，她晚上上班，白天睡觉却睡不着；白天上班，晚上睡觉也睡不好。每天睡眠不足5个小时，睡觉多梦、易惊醒，上班浑身无力，打瞌睡。素素去咨询医生，医生告诉她是昼夜颠倒带来的问题，建议她调换到仅仅在白天工作的岗位。经过了一段较长时间的调整，素素终于恢复了以前规律的睡眠习惯。

有时倒班工作也会给家人带来睡眠问题。小李的妻子在一家“三班倒”的工厂上班，每天轮班工作和休息，遇到上夜班时经常在后半夜才能下班，需要小李接她回家。她夜班回家后还可以休息1天，所以工作2年来已经比较适应这个工作节奏了。反倒是小李的睡眠开始变得越来越差了。他每天要先照顾孩子睡觉，然后夜里接妻子下班，第二天白天自己还要正常上班。渐渐地小李觉得白天总是很疲劳，时不时就打瞌睡，晚上又睡不踏实，常常惦记着要起来。有的时候连续好几天睡不好，就会觉得食欲不振、心慌、胸闷等不舒服，精神也变得很差。

昼夜节律是指在生命有机体内，其生理、心理功能和行为约以24小时为一个周期出现的节律性变化。人体的视交叉上核神经核团是大脑中的主控时钟（master clock）。视交叉上核细胞具有24小时周期性的活化特征，它们主要是受转录-翻译机制调控的，哪怕将这些细胞从大脑中分离出来，该调控机制同样有效。如果缺乏视交叉上核细胞，又缺乏外界的时间信息，动物就会失去对包括睡眠在内的各种日常行为、活动以及生理过程的昼夜调控能力。在正常情况下，视交叉上核细胞会在白天根据视网膜的光线信号进行重置，也会在夜间根据松果体（pineal gland）分泌褪黑素（melatonin）的情况进行重置。光信号是通过含有感光色素黑素蛋白（photopigment melanopsin）的视网膜神经节细胞（retinal ganglion cell）接受的。这样，大脑内部的时钟与外部的昼夜节律就联系起来了。

倒班工作睡眠障碍是指由于个体的工作时间表和社会常规的作息时间表不一致而产生的失眠或思睡。患者的工作时间被安排在通常是绝大部分人睡觉的时间（如轮休或长倒班），还有部分患者为早班或工作时间不规则。正常状态下，人体内存在自我调控机制控制着睡眠、体温、血压和进食等各种基本的生理活动。这种调控过程每天像钟表一样十分精确地运行，称为“生物钟”。当这种“钟表”的正常运行被打乱之后，就会产生各种随之而来的健康问题。

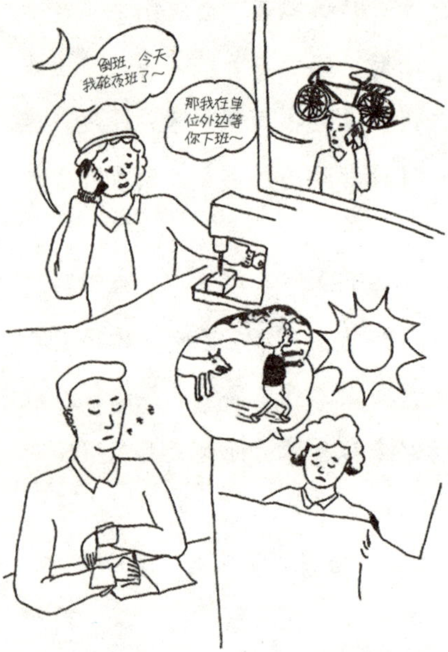
倒班，今天
我轮夜班了~
那我在单
位外边等
你下班~

现代社会长时间照明的实现和“24小时城市”的发展，使得夜间工作正成为一种社会的必需。当我们从高空中俯瞰城市间越来越璀璨的灯火，感慨于夜色的灿烂、城市的繁华和人类智慧力量伟大的同时，也越来越关注到很多倒班工作人群由于正常睡眠时间和节律被打破，而出现的倒班工作睡眠障碍。倒班工作睡眠障碍最常见的是失眠或思睡。在应该睡眠的时候进行工作或工作时间不规律者，他们的主要睡眠期通常出现于早晨（6点到8点），并且不能保持正常的睡眠长度，睡眠减少可达1～4小时。患者主观上感到睡眠不满意，尽管患者力图使自己适应目前的条件和睡眠环境，但还是出现失眠。早班（4点到7点开始）者可出现入睡困难和唤醒困难。中班者可出现主要睡眠期的起始困难。

治疗上应加强对劳动者的教育，使倒班者养成良好的睡眠卫生习惯。同时也应对管理者进行教育，以帮助其建立科学的倒班体系。药物治疗方面，目前认为褪黑素对于倒班工作睡眠障碍有较好的治疗作用。

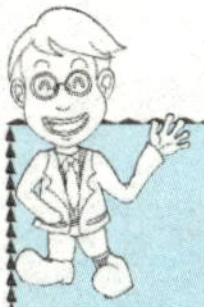

科学贴士

长期倒班工作需要注意养成良好的睡眠习惯，合理调整节睡眠时间，必要时可服用褪黑素以减轻倒班工作对于睡眠节律带来的不良影响。

人体内部有时钟　运行精确又稳定
倒班拨乱时钟转　合理调控保健康

彻底被扰乱的睡眠

——睡眠-觉醒节律紊乱

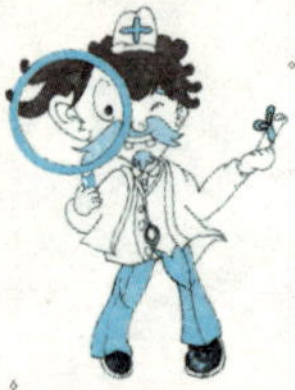

案例回放

在重症监护病房中住了两个多月之后，老李终于病情稳定了。老李当时煤气中毒的情况比较严重，各项生命指标不稳定，人的意识也不是很清楚，经过医生的全力抢救，现在总算有了好转，搬到了普通病房。但是经过几天的陪护，家属发现老李出现了一个很严重的问题，就是睡眠彻底没规律了。他常常早饭后就睡一段时间，吃过午饭会在床上活动一下，晚饭过后又睡一阵，然后整个前半夜都很清醒，一旦让他去睡觉他就会吵闹，然后天快亮的时候又会睡上2小时。没有明确的睡眠规律。医生和家属为此都很苦恼，因为这种睡眠-觉醒节律紊乱短时间内调整起来很困难。

睡眠-觉醒节律紊乱是指睡眠与觉醒周期变得杂乱无章、毫无规律。弥散性脑病患者可出现睡眠节律紊乱。对于无神经系统疾病的患者，长期卧床及经常瞌睡是主要的易患因素，可能由于不能适应传统的社会和环境时间，出现频繁的夜间失眠和日间瞌睡。

本病患病率低，通常患有严重疾病的住院患者是最主要的患者群。主要临床表现包括失眠和白天思睡、疲劳或倦乏等。由于患者完全丧失了睡眠与觉醒的时间规律性，卧床时间和睡眠时间都受到明显限制，从而以间歇发作的、杂乱无章的睡眠和觉醒行为变化为主要临床特征。与正常人相比，患者的主睡眠期通常被分为几个短睡眠期，可在一天中的任何时间出现思睡，但在24

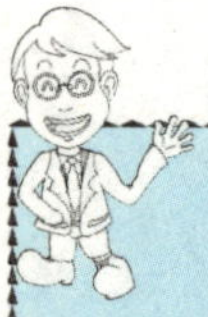

科学贴士

这种以睡眠-觉醒规律彻底打乱为主要表现的疾病，常见于因弥散性脑病和其他原因长期卧床的患者，需要通过行为控制等方法治疗。

小时的累积睡眠总量基本正常，而每次睡眠时间缩短。

对于睡眠 - 觉醒节律紊乱患者的治疗首选行为疗法。让患者日间多接受阳光照射，多在明亮的环境下活动，同时限制患者白天打盹的次数和长度，尽量让患者在传统睡眠时间去睡眠，以逐渐地重新建立规律的睡眠 - 觉醒周期，经过一段阶段耐心的调整才能缓解患者的症状。

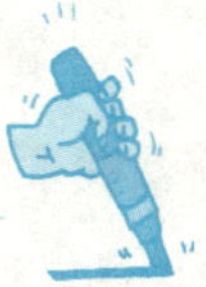

睡眠乱，问题大
疾病卧床是主因
行为控制最重要

晚睡晚起的大问题

——睡眠时相延迟综合征

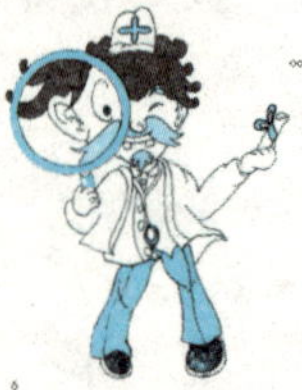

案例回放

小张今年25岁，刚刚参加工作半年多，还没有从刚毕业时候的轻松状态中调整过来。他每晚躺在床上直到清晨还不能入睡，但是一旦睡着了，一般都睡得不错，能自然醒来，有正常的睡眠需求，睡眠时间也是有保障的。如果能让他遵循自己的规律（如凌晨3点开始睡眠，直到中午才起），在他自己的下一个“晚上”到来前，也不会犯困。但是，他发现为了按时上班而需要与社会作息时间相互同步，特别是需要准时起床是件非常痛苦的事情，闹钟也常常叫不醒，因此常常影响工作。即使早上床、早睡觉也完全没用，久久不能入睡，必须得等到凌晨两三点后才能睡着。为此，小张十分苦恼。

睡眠时相延迟综合征是指在24小时昼夜周期中，患者的主要睡眠时段发生后移。患者虽然有明显的入睡困难，但一旦入睡，其睡眠的质和量均无明显变化。本病是一种慢性的睡眠-觉醒节律障碍。患者的主要表现是不能按照社会环境的要求入睡和起床，入睡晚和起床晚是其主要的临床特征。

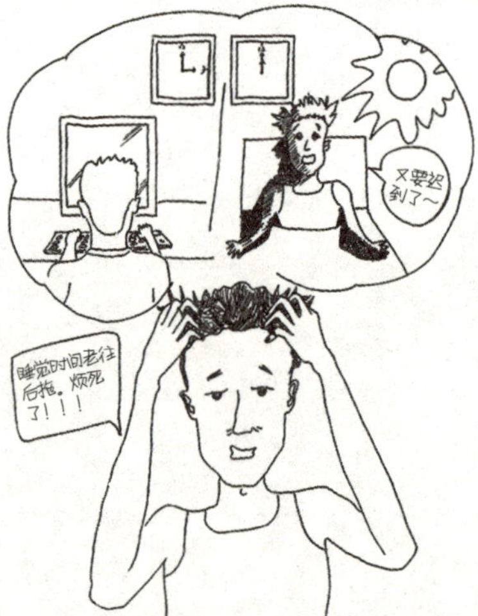

本病常见于青少年，尤其是很多作息习惯不规律，经常变化睡眠时间的人群。比较典型的临床特征包括：睡眠开始和醒来的时间都明显晚于传统的睡眠时间；每天几乎在同一时间

入睡和觉醒；一旦入睡，睡眠的维持基本正常；早晨极难在传统的起床时间醒来；较难或完全不能强迫自己按传统的睡眠-觉醒时间安排作息时间。当不必保持严格的作息时间起床和睡眠时（例如周末、休假），患者的睡眠基本正常，但相对于传统的睡眠-觉醒时间又有所延迟。不过这些患者常要坚持这种生活习惯，因为通常在晚上的工作和学习效率高。于是常形成慢性病程，治疗效果比较差。

治疗上需要采用一种行为疗法——时间疗法，按照人体生物节律的天然后移倾向，把上床时间系统地逐渐向后延迟。每天向后递延上床时间 3 小时，从而使前一天的睡眠-觉醒周期达到 27 小时，而后逐渐延迟直至恢复正常。目前认为时间疗法是治疗睡眠时相延迟综合征的最有效方法。

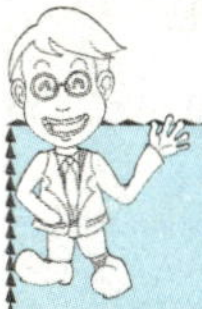

科学贴士

晚睡觉、晚起床的睡眠规律改变后，常会造成患者对正常社会生活的适应困难，可通过时间疗法逐渐进行调整。

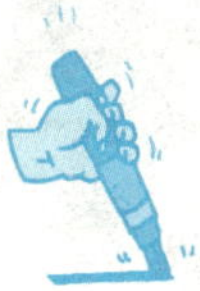

睡得晚，起得迟
活动多在夜深时
社会作息难一致
时间疗法可调节

早睡早起也适度

——睡眠时相提前综合征

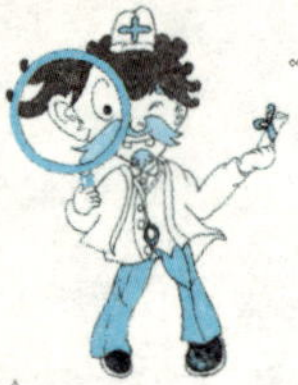

案例回放

王大爷的老伴发现，王大爷最近的睡眠规律有些不正常。他总是睡得比普通人早，在傍晚7点钟，刚吃好晚饭不久，大家都还都在活动或看电视的时候，他就表现得十分困倦，坚持不住就想上床睡觉。早上醒的时间也比普通人早，凌晨两三点大家都在睡觉的时候，他已经睡足了，早早地醒来了，就像患上了失眠症。入睡和醒来都比普通人提前了好几个小时。不过他早上起来精神并不差，出去运动一圈之后，一整天的状态都很好，没有觉得疲倦和精神差。

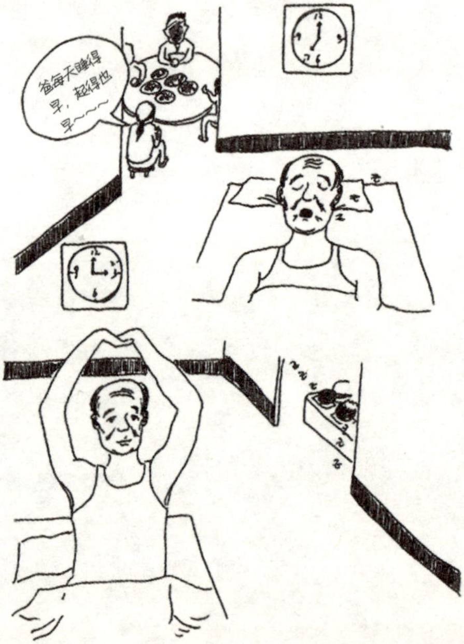

睡眠时相提前综合征是指患者的入睡时间与觉醒时间均比传统的作息时间显著提前。临床以持续的早睡和早醒为特征。与睡眠时相延迟综合征正相反，以持续性的早睡（晚上8点到9点）和早醒（凌晨3点到5点）为主要表现。一般难以通过推迟卧床时间和睡眠始发时间来避免次日的早醒。即使成功地推迟到传统的上床时间去睡眠，但是第二天的醒来时间仍然会比较早。

本病常见于老年人，临床特征是难以控制的、长期的早睡和早醒。与其他睡眠维持障碍不同，本病是经过正常长度的良好睡眠才出现早醒。因此在清醒期没有严重的情绪紊乱，没有思睡感，也不影响白天的工作。但在傍晚，需要比社会传统时间早得多的时间进行睡眠，因此对傍晚活动造成影响。

本病常会被误诊为失眠的早醒症状，需进行仔细鉴别。治疗上通常不需药物治疗，主要可采用时间疗法，与治疗睡眠时相延迟综合征相反，将每天上床时间提早3小时，直至与自己意愿的上床时间相一致。有一些报道显示光疗对该病有一定效果。

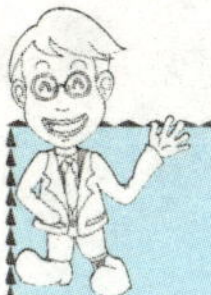

科学贴士

睡眠时相提前综合征最常发生于老年人，以逐渐发生的持续性早睡和早醒为主要特征，通常可采用时间疗法治疗。

醒得早，睡也早
睡眠时间未减少
卧床时间调缓慢
时间疗法效果好

梦游，游而非梦

——睡行症

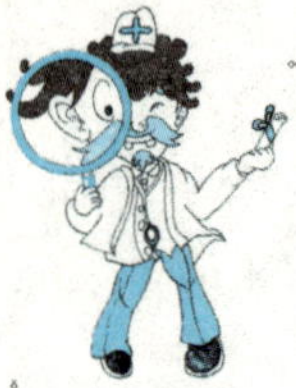

案例回放

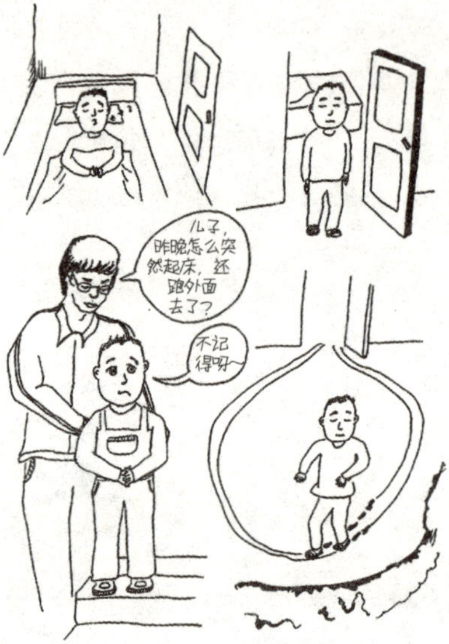
儿子，昨晚怎么突然起床，还跑外面去了？
不记得呀～

小君是个正在读小学三年级的活泼的小学生，可最近1年开始出现奇怪的睡眠现象。1年前的一个晚上，他上床睡觉大概3个小时后，突然起床，两眼似睁非睁，打开门走到家门口，在院子里转了一圈之后，又自己走回到床上继续睡觉。小君的父母觉得很奇怪，不知道发生了什么事情，第二天问他，他什么也不知道。又过了1个月左右，他又在睡着后起来走动，嘴里还喃喃自语，不过妈妈问他在干什么的时候，他却毫无反应。这两次发作的时候，他都能安全地自己进出房间，没有被障碍物绊倒过。这是怎么回事呢？

睡行症又称“梦游症”，是一种以睡眠中出现行走或其他异常、复杂行为或活动为特征的睡眠障碍。很多人把这种情况称之为“梦游”，但是研究人员通过记录睡眠时期的脑电活动发现，这种现象通常发生在慢波睡眠期，而并不是在做梦较多的快波睡眠期，因此将其称为“梦游症”并不科学。本病儿童较多见。

睡行症临床上主要表现为在入睡后的2～3小时内，睡眠中突然起床，目光呆滞、漫无目的地行走，或做简单刻板的动作，如拿起被子、移动身体等；少数表现为较复杂的日常习惯性动作，如做饭、进食、驾车等。患者活动可自行停止，回到

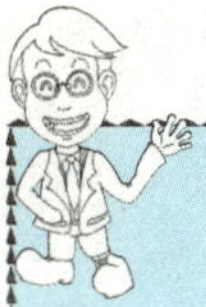

科学贴士

睡行症是一种发生于慢波睡眠期的异常活动，表现为突然自发起床进行习惯性活动、行走等，临床表现复杂多样。

床上继续睡眠，醒后对发作过程毫无记忆。患者在发作时对环境只有简单的反应，易发生磕碰、摔倒等意外伤害，并且意识混乱，不易被唤醒，受到限制时可出现冲动或攻击行为。

多导睡眠图显示发病多在慢波睡眠第3、4期，常见于夜间睡眠的前1/3阶段的慢波睡眠期结束时。

一般治疗应设法增加患者的总睡眠时间，帮助患者在睡眠之前把注意力集中到轻松愉快的意境中，有助于减少睡行症的发生。当观察到患者正在发作时，要注意安全保护，而不要试图立即弄醒患者，以避免诱发冲动行为。发作频繁时可选用苯二氮䓬类、抗抑郁剂等药物治疗。心理治疗如自我催眠和松弛疗法等有助于祛除一些影响睡眠的心理因素，缓解症状。

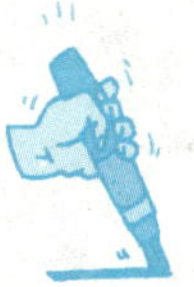

入睡之后忽起床
行动简单似日常
保护安全别唤醒
药物心理可预防

惊醒的小朋友

——睡惊症

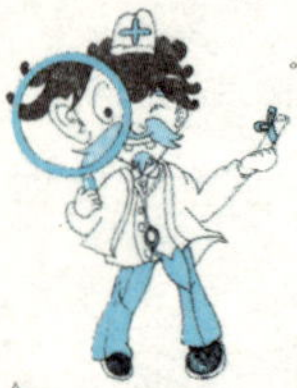

案例回放

明明今年7岁，近1年来常常在夜间睡眠中突然惊醒，坐起来后显得恐惧万分，有时还吓得发抖，声音也跟着颤抖，似乎想要找地方躲起来，但是又动不了，也没法说清楚自己的情况，不能站起来走动。妈妈抱着他安静地坐上一会儿，就又重新睡着了。第二天问他前天晚上的情况，他什么都记不得。这种情况连续发生了多次以后，明明的父母很担心，带明明去看医生。医生给明明做了整夜的睡眠监测，刚好那天晚上明明又发生了一次这样的情况。当时的多导睡眠图检查显示，明明的睡眠潜伏期缩短，快波睡眠期减少。明明在入睡后54分钟时处于慢波睡眠第4期，突然惊慌恐惧、哭闹，心率加快，呼吸节律不齐，肌电波幅增高，血氧饱和度无变化，脑电图仍为高幅慢波，未见痫样放电。2分钟后明明清醒过来，仍显得恐惧，但对发作过程不能回忆。医生考虑明明的问题是“睡惊症”。

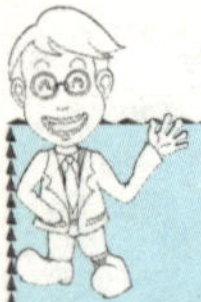

科学贴士

睡惊症是一种儿童睡眠期常见的发作惊醒、哭闹的表现，通常可以随年龄增长而自愈。

睡惊症是一种患儿突然间从慢波睡眠期觉醒，并且发出尖叫或呼喊，伴有极度恐惧的精神症状和行为表现。常见于4～12岁儿童。任何可能加深睡眠的因素均可诱发睡惊症的发作，例如发热、睡眠剥夺、使用中枢神经系统抑制剂等。睡眠时间不规则、过度疲劳、情绪紧张以及心理创伤等情况也可以诱发发作。儿童睡惊症可能与遗传因素和发育因素有关。

发作多在入睡后的0.5～2小时后，患儿突然坐起，尖叫、哭喊、双眼凝视、手腿舞动，表情恐惧、焦急，对外界刺激没有反应。常有不能理解的不自主言语，并伴有显著的，如呼吸急促、心跳加快、面色苍白、出汗、瞳孔扩大、皮肤潮红等。患儿发作时意识呈朦胧状态，呼之不应，持续1～2分钟后常能自行缓解并继续入睡。次日对发作经过不能回忆或仅部分记忆，无完整生动的梦境。

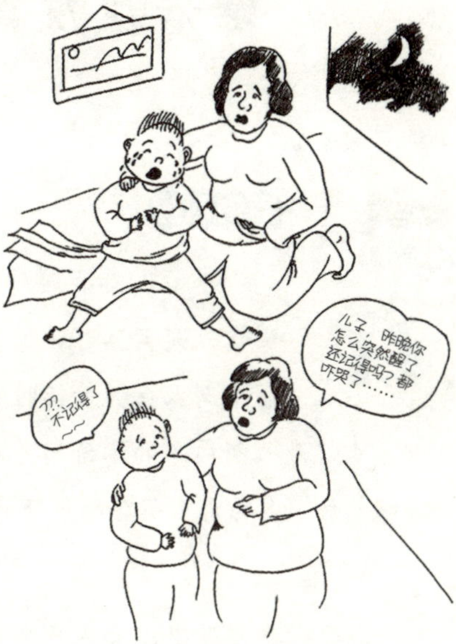
儿子，昨晚你怎么突然醒了，还记得吗？都吓哭了……
???不记得了~~

多导睡眠图显示发病多在慢波睡眠第3、4期，夜间睡眠的前1/3阶段的慢波期常见。

不必试图在发作时将患儿立即唤醒，一般发作后数分钟患儿可以再次入睡。治疗上要养成良好的睡眠习惯和规律的作息时间，避免患儿减少通常的总睡眠时间，以免形成过多的补偿性睡眠，帮助患儿在睡眠之前将注意力集中在正性想法、影像和情感方面。必要时可给予药物治疗，可选用苯二氮䓬类药物。

睡中忽然惊醒　恐惧又有哭闹
随后安静入睡　首先考虑睡惊

睡着后发出声音的问题（1）

——梦语症

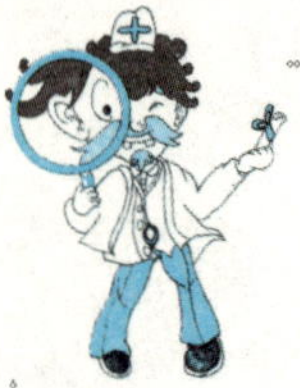

案例回放

很多人都有这种情况，入睡后常常做梦，并且在睡眠中说话、唱歌或哭笑。有时说梦话是连贯的言语，或成段地讲述事情，甚至有个别人在说梦话时别人插话可以与其对答。有时说梦话词语很含糊，或仅是一些简单的词语而并不连贯。总体上说梦话的部分内容往往与平时思维相仿，多为白天所想的事情的延续。这是怎么一回事儿呢？

梦语症指在睡眠中讲话或发出声音，清醒后本人不能回忆。亦称梦呓，俗称说梦话。虽然称为梦语，但多发生于无梦的慢波睡眠期。梦语是在大脑普遍抑制的基础上，语言运动中枢的单独兴奋所致。临床表现为睡眠中无意识地讲话、唱歌、哭笑或发出嘟囔声。梦语通常构音并不清晰，或仅仅是不成文的只言片语，有时则可能是连贯的语言，甚至是成段的叙述，整夜中出现几次，无情感应激的征象。但也可能是频繁的、较长时间的讲话，其内容可带有愤怒或敌意等感情色彩。梦语症的病程呈自限性，预后良好。有的患者仅发生几天至数月，有的患者可持续数年。多导睡眠图显示梦语可出现于睡眠各期。梦语目前没有明确有效的治疗方式，通常减少日间情绪紧张等可有所缓解。

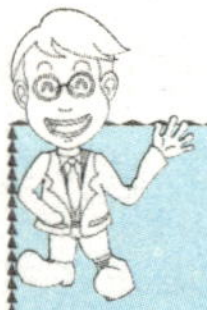

科学贴士

睡眠中讲话是一种常见的临床现象，个体表现各异，通常不需要特殊治疗。

睡后自言自语　醒来并不自知
梦话连连莫忧　通常自限自愈

睡着后发出声音的问题（2）

——梦魇

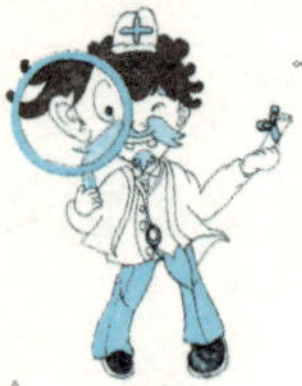

案例回放

小刘的同学发现他经常会在晚上或中午睡觉时被噩梦惊醒，醒过来以后，能生动地回忆起噩梦的内容。这些梦境非常可怕，有时会梦见被猛兽追赶，处于极度紧张之中，或当时想喊喊不出，想逃逃不了，感到无可奈何和透不过气来；将醒未醒之际，感到身体和四肢都难以动弹，如同被什么东西压住了似的，须几经挣扎后才完全清醒。这是简单地做噩梦吗？如果不是，又是什么问题呢？

梦魇是指以恐惧不安或焦虑为主要特征的梦境体验，事后患者能详细回忆。也称为噩梦发作或梦中焦虑发作。频繁的梦魇发作与特定的人格特征有关，精神因素也与梦魇有关。此外，有一些药物如左旋多巴与多巴胺受体激动剂、胆碱酯酶抑制剂、某些抗精神病药物、苯二氮䓬类药物的戒断等可导致或加剧梦魇。有时睡姿不当或躯体不适也会诱发梦魇。梦魇可发生于任何年龄，但以3～6岁多见，半数始发于10岁以前。

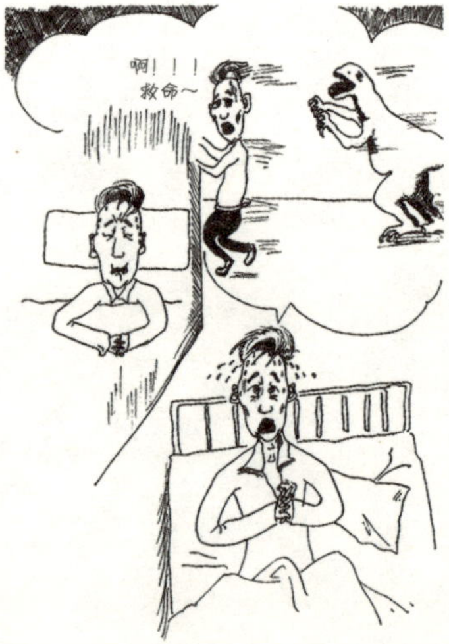

梦魇表现为一个长而复杂的噩梦，可以发生于夜间睡眠或午睡时，一般发生于后半夜。患者从不同程度的焦虑状态中惊醒，通常对一段由非恐惧性到恐惧性发展而来的或多或少延续的梦境有清晰的回忆，并被这种恐怖性的梦境所唤醒。越是接近梦的结尾，梦的内容越是离奇和恐怖。内容常常涉及对生命和财产安全或自尊的威胁。内容离奇恐怖，以至于患者惊恐万分、拼命挣扎，但却想喊喊不出，想跑又跑不动。有时可以仅仅表现为呻吟或惊叫，并引起呼吸和心率加快，直至惊醒。惊醒可发生于睡眠的任何时刻，但典型者是发生在睡眠的后半阶段。

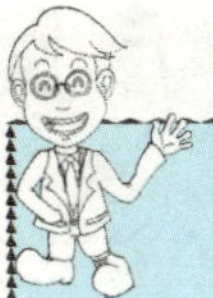

科学贴士

梦魇是一种睡眠中惊恐不安的梦境体验，通常不需要特殊治疗。

多导睡眠图显示发作时患者于快波睡眠期突然觉醒。通常快波睡眠潜伏期比其他类型睡眠障碍者有所缩短，快波睡眠持续时间长达10分钟以上，快波睡眠密度可能增加。

梦魇通常不必治疗。严重患者可针对发病原因采用病因治疗、认知行为治疗等。

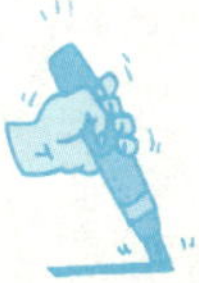

梦境之中常恐惧　惊慌大喊无处逃
放松精神莫紧张　心理疗法可治疗

睡着后发出声音的问题（3）

——磨牙

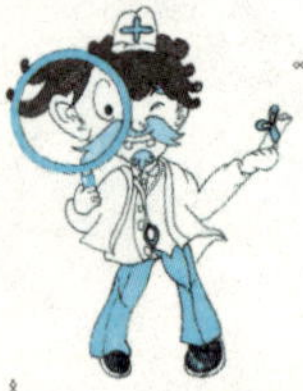

案例回放

小王去口腔医院补牙，牙医检查后发现，他正门牙两侧的侧门牙存在长期磨损，致使原本完整饱满的牙冠被磨掉了一大块。医生询问小王却没有找到任何明确的原因，于是医生怀疑小王有“磨牙症”。小王回去问室友，室友告诉他，他晚上睡着后的确会发出很大的牙齿摩擦的声音。这磨牙也是一种疾病吗？

磨牙是指在睡眠期间出现的、患者自己并未观察到的情况下，由咬肌和其他肌肉节律性收缩引起的，以强烈的牙齿摩擦或咬牙为特征的刻板性运动障碍。一般由同室居住者听到这种令人厌烦的牙齿摩擦声音后才发现。

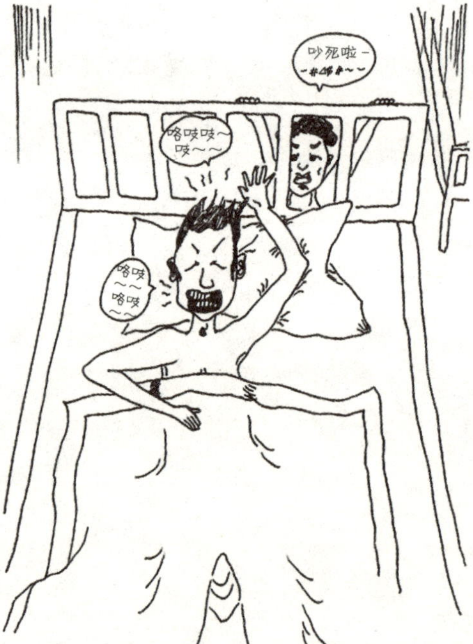

磨牙是一种常见的情况，85%～90%的人一生中经历过某种程度的磨牙。病因尚不明确，可能与遗传因素、局部解剖因素、中枢神经系统病变、心理因素等有关。发病年龄通常在10～20岁。

典型的磨牙表现为强烈的、反复的牙齿摩擦，每次发作时间为4～5秒，磨牙频率为每秒一次或更长一些，一个晚上这种方式的发作重复的次数并不固定。

磨牙的强度和持续时间不等。一般不会影响睡眠，但可以产生睡眠中短暂的惊醒。患者一般并不知道自己夜间发生磨牙，只是偶尔清晨会感到下颌关节疼痛。一般是听到声音的配偶、室友或发现上下牙齿咬合面有摩擦的牙医告诉患者。磨牙并不局限在睡眠的某个阶段或状态出现，它可以在整个夜晚均出现。长期严重的磨牙可能会引起牙齿咬合面和邻面的严重磨损，甚至导致牙齿松动或移位、牙周组织破坏等。

大多数患者的磨牙不需要治疗，必要时可采用心理疗法和物理治疗。对于严重磨牙患者，可采用睡前戴牙套以避免损害牙齿并减轻摩擦声音，也可以局部注射肉毒毒素 A 进行肌肉张力调节治疗等。

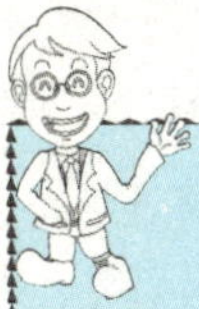

科学贴士

夜间睡眠后磨牙是常见现象，病因尚不完全明确，通常不需特殊治疗。严重者可以睡眠前戴牙套或进行药物治疗。

夜深忽闻磨牙声　惊醒同床人
强度时间均不等　自己未发觉
长期持续损牙齿　就医莫延迟

我家有个“尿床郎”

——遗尿症

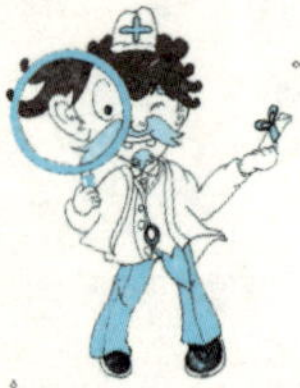

案例回放

晶晶是个7岁男孩，正在读小学二年级。晶晶自幼就尿床，每晚会发生1～2次，每周会发生三五次。除了尿床的问题，他的说话、走路、上学、体格发育都和同龄的小朋友没什么不同。最初家人也没特别重视，认为年龄慢慢长大些就会消失的。可晶晶到了5岁的时候还是会经常尿床，每天晚上睡前都不敢喝水或者吃水果，家人开始着急了，尝试了各种中药和偏方等治疗，但效果欠佳。来到医院就诊，医生追溯病史的时候发现，晶晶年幼时家人因工作繁忙未予正确的排尿训练，夜间用尿不湿到将近3岁，夜间难以唤醒。医生为晶晶进行了尿常规、肾功能、泌尿系统超声、脊柱x线等检查排除了糖尿病、脊柱裂、器质性神经和泌尿系统疾病等。得知没有其他的问题，家人这才放心些。随着年龄增长，晶晶尿床的次数越来越少，又过了2年后基本消失了。

儿童不能随意控制小便称为遗尿症，其中出现在夜间睡眠者称为夜间遗尿症，占遗尿症患者的大多数。遗尿症多由许多器质性和功能性异常引起，但夜间遗尿症患者中有器质性基础者不到5%。可能是由于中枢神经系统发育成熟的延迟，减少对夜间膀胱收缩的抑制，当膀胱充满时，不能感知由膀胱扩张产生的感觉冲动，或者不能传送到大脑而引起遗尿。此外，遗传因素、睡眠疾病、行为心理因素、解剖因素以及抗利尿激素分泌异常都可能与该病的发生有关。

原发性遗尿一般从婴儿开始一直持续到儿童期，遗尿的次数从每周出现1～2次到每夜数次不等。发生在婴儿的睡眠期遗尿多是正常的，大部分在6岁前会自愈，以后随着年龄的增长患病率下降。

治疗上要采取启发教育治疗，进行膀胱容量训练，增加功能性的膀胱容量，改善患儿自身对小便的控制。药物治疗一般不作为一线治疗，通常 7 岁以下的儿童不适用，药物包括抗胆碱能药和三环类抗抑郁药等。

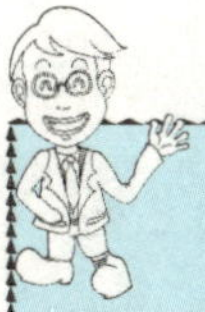

科学贴士

小儿出现夜间遗尿是儿童中的常见现象，大部分随年龄增长可以自愈，其余患者通常经过行为控制等训练后可以得到缓解。

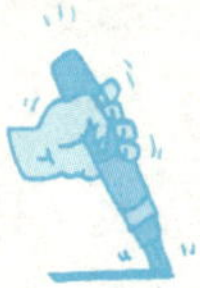

我家有个尿床郎　每天晚上准尿床
合理治疗最有效　一觉睡到大天亮

笑一笑，睡意进怀抱

——抑郁障碍相关性睡眠障碍

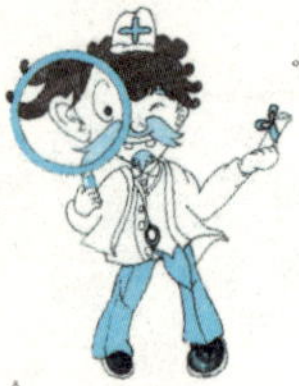

案例回放

李阿姨退休快2年了，朋友、邻居都觉得她应该很满意自己的生活，孩子在国外读书，丈夫每天上班，也没什么可以让她费心的事情。可自从退休之后，每天不用上班，也见不到什么人，总是一个人对着空房子，更懒得出去，还经常莫名其妙地担心丈夫和孩子，精神越来越差，常常遇见高兴的事情也开心不起来，以前喜欢看的电视节目也不想看了。李阿姨睡眠不好的问题在30岁左右就有，当时是偶尔睡不好，这一年多来经常是夜里3点钟左右就醒来，然后怎么也睡不着，只好躺到6点钟就起床了。白天精神一般都还可以，不会很困，只是精神状态总是不太好，偶尔还会觉得肩背痛、腰腿痛，去医院反复检查，也没有发现任何问题。直到来到睡眠门诊，医生进行有关检查后发现她存在心理问题，属于抑郁障碍相关性睡眠障碍。

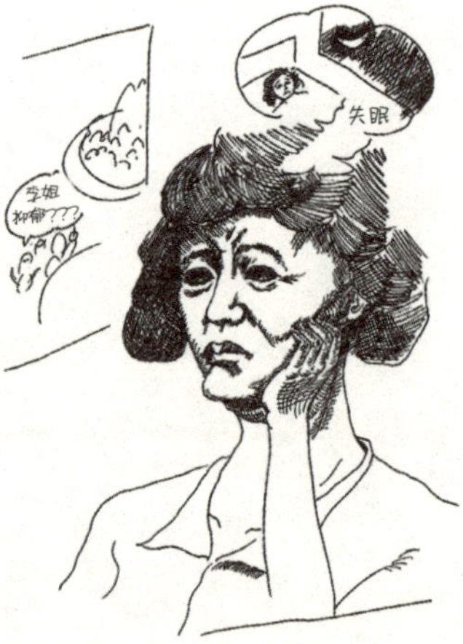

抑郁障碍相关性睡眠障碍是指由于抑郁障碍而引起的睡眠紊乱。抑郁障碍患者中大多数存在睡眠问题。对于有些抑郁症患者，睡眠障碍可能是临床上的唯一症状。抑郁障碍相关性睡眠障碍患者一般于20～40岁开始出现睡眠问题的主诉，青春期以前发生者很少。女性更易发病。

抑郁障碍相关性睡眠障碍患者尽管出现与失眠有关的“疲劳”、“无精打采”的感觉，但由于他们并不能客观地认识到这些问题与睡眠不好密切相关，所以睡眠问题常不是他们的重要主诉。抑郁障碍患者主要表现为入睡困难、睡眠维持困难和早醒。醒得过早是最常见的主诉，而且醒后不能再次入睡，因此总睡眠时间缩短。尽管患者的睡眠时间缩短了，但是白天常常没有明显的困倦、思睡现象，这可能与其较高的的觉醒水平有关。失眠常常是抑郁的早期表现，在临床尚未出现一些典型的抑郁症状时，失眠可能已经出现。经过抗抑郁治疗可以改善抑郁状态，也可缩短抑郁症状的病程，而失眠常常是首先得到改善的症状之一。

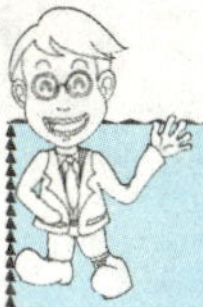

科学贴士

抑郁障碍相关性睡眠障碍的常见表现是早醒，通常应选择抗抑郁药治疗。

多导睡眠图主要表现为睡眠的连续性和睡眠结构的异常。90% 以上的患者出现睡眠中断；慢波睡眠第 3 期和第 4 期减少，快波睡眠潜伏期缩短，快速眼球运动的密度增加。

对于抑郁障碍明显的患者，一般要选用药物治疗。通常首选抗抑郁治疗，目前使用较多的是选择性 5- 羟色胺再摄取抑制剂。如果抑郁症状好转，睡眠障碍也有改善，应该继续维持治疗至少 6 个月；如果抑郁症状改善，但睡眠障碍加重，可考虑换药；如果睡眠障碍改善，但抑郁症状无好转，应考虑增加抗抑郁药的剂量、增加药物品种或换药。对于持续睡眠障碍患者以及在抗抑郁药尚未发生作用时，可给予镇静催眠药。最常用苯二氮䓬类，睡前服用，但须合理应用，避免药物滥用。此外，还可配合认知行为疗法、支持疗法和心理治疗等辅助治疗。

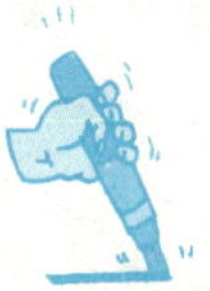

白天笑一笑　能得十年少

睡前笑一笑　好梦进怀抱

心情放松好入眠

——焦虑障碍相关性睡眠障碍

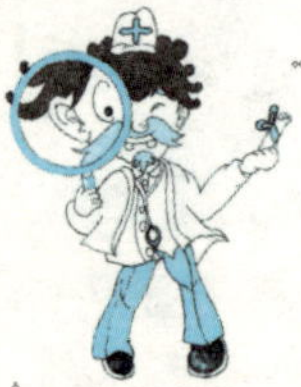

案例回放

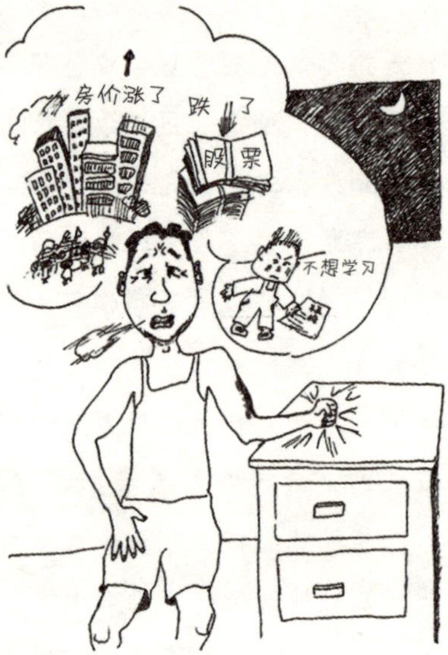

房价涨了，股票跌了，孩子不爱学习了……老黄这半年来总是不断有很多烦心的事情。本来工作压力就很大，再加上这些生活的、家庭的锁事，老黄觉得自己每天好像都是在提心吊胆地活着，生怕哪方面的负担摆不平衡，他就会从现在这条本就不宽阔的“生活钢丝”上掉下去。刚开始他还经常通过和朋友聊天等方法缓解紧张情绪，可最近越来越没有效果，而且翻来覆去都是讲这些事情，自己都会觉得烦了。特别是这一个月来，他每天晚上躺在床上也总是想这些头痛的事情，越想越是睡不着，越睡不着还会想得越多，然后人就越发地着急，最后自己觉得好像掉进了一个“恶性循环”的圈子里，每晚都要卧床1～2小时之后才会渐渐累得睡着了。可睡着以后似乎也睡得很浅，脑子里面还是不安宁，好像好多事情还在不停地闪现。连续几个晚上睡不好，白天也开始不舒服了，除了头晕、胸闷和心慌等以外，有时还觉得肌肉一阵阵地紧张甚至震颤。更严重的是，他白天也开始担心自己晚上睡不着怎么办，会不会很难受，于是晚上卧床后更不能让自己安静下来，不能放松地入睡。老黄只好来到医院检查。经医生诊断，他患的是焦虑障碍相关性睡眠障碍。

焦虑障碍相关性睡眠障碍是指由于焦虑障碍而引起的睡眠紊乱。焦虑障碍患者以广泛和持续性焦虑或反复发作的惊恐不安为主要临床特征，常伴有头晕、胸闷、心悸、呼吸急促、口干、尿频、尿急、出汗、震颤等自主神经症状和运动性紧张。患者的紧张情绪并非由实际危险或威胁所引起，或其紧张不安与恐慌的程度与现实处境很不相称。

焦虑障碍患者中，一半以上存在睡眠问题。焦虑障碍相关性睡眠障碍一般无特定的始发年龄，但通常发生于成人早期。女性的发生率是男性的 2～3 倍。焦虑障碍相关性睡眠障碍的基本特征是入睡困难和睡眠维持困难。这是由于对于某些生活事件的过度焦虑和期待所致，或与焦虑相关梦境导致的频繁觉醒有关。患者即使躺在床上，也会感到无法做到放松和停止思考。无论清醒还是刚入睡都会受到冥思苦想或焦虑不安感觉的影响。在白天，则对于晚上要出现的无法摆脱的失眠感到焦虑，使得焦虑与失眠互为因果、恶性循环。焦虑障碍可持续多年，呈慢性状态，与之相关的睡眠障碍也可持续多年。一些患者依赖镇静催眠药的滥用来帮助睡眠，有可能导致新的睡眠障碍，形成恶性循环。

多导睡眠图主要表现为睡眠潜伏期延长，睡眠效率下降，慢波睡眠时间缩短，慢波睡眠第 1、2 期次数增多。

对于这种情感和心理方面原因引起的失眠表现，一般采用心理治疗较为有效，如松弛治疗、生物反馈、音乐疗法等。对于很多患者，一些苯二氮䓬类药物有比较好的抗焦虑和镇静催眠效果，可以既缓解焦虑情绪，又改善失眠症状。

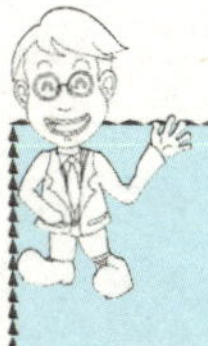

科学贴士

焦虑障碍同睡眠障碍可以互为因果，形成恶性循环，除心理治疗外，可以给予一些同时具有抗焦虑和镇静催眠作用的苯二氮䓬类药物。

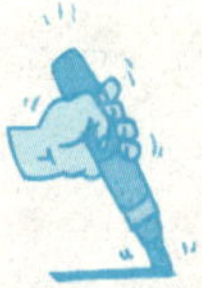

常思行路难阻隔如山　难忘秋雨落愁绪无数　胸怀纷乱怎能思睡
且看夕阳沉红霞似锦　静听夜风起虫鸣如乐　心情放松方好入眠

不连贯的运动，不连贯的睡眠

——帕金森病相关性睡眠障碍

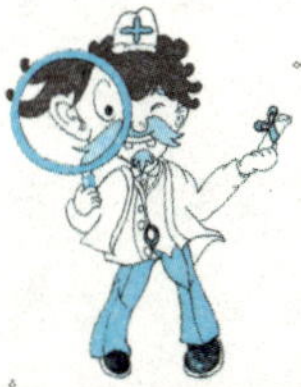

案例回放

吴大爷被诊断为“帕金森病”已经有一年多了，一直在服用药物治疗，除了行动比较慢一些以外，自己没有觉得有其他不适。半年多来，老伴发现他夜里手和脚常常不知不觉地抖动，有时候还会力气很大地抽动，但是李大爷自己一直觉得睡眠还好。不过最近1个月来，吴大爷开始常常做梦，还有一次在梦里和别人打架，结果拳头砸在床边上痛醒了。去看了医生才知道，这是“帕金森病相关性睡眠障碍”的表现。医生还特别问了他白天卧床时间有多长、白天会不会常常觉得困、活动的时间有多长等，并告诉吴大爷，尽管帕金森病让他行动不便，但是也不能总是躺在床上，活动少不仅对缓解肌张力高的症状不利，而且会明显干扰夜间的睡眠，容易出现失眠、多梦甚至幻觉，长此以往还会导致昼夜颠倒等严重问题。

帕金森病相关性睡眠障碍是一组临床表现为运动减少、震颤和肌强直的神经系统变性疾病出现的睡眠紊乱。病因可能是帕金森病导致睡眠中枢结构和递质发生改变。帕金森病患者的运动障碍对睡眠有影响，另外一些治疗帕金森病的药物对睡眠也可能产生影响。睡眠障碍可见于20%以上的帕金森病患者，在中重度患者中睡眠障碍的发生率还要更高。

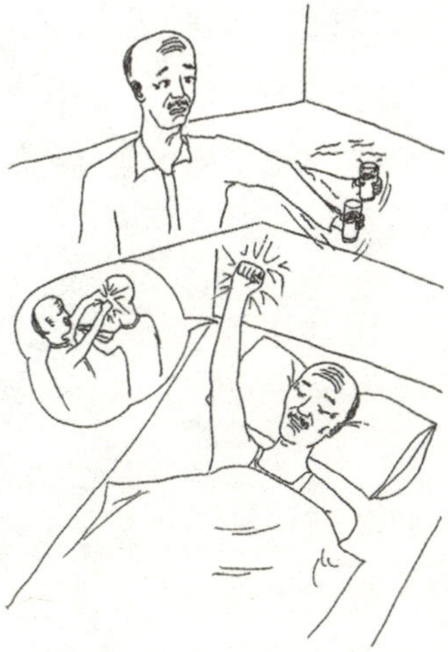

失眠是帕金森病患者常见的睡眠障碍主诉之一。临床最常见的睡眠相关性症状为入睡困难，

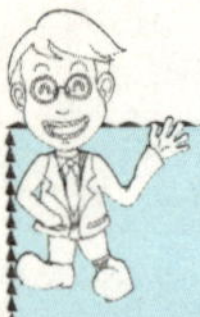

科学贴士

帕金森病引起的睡眠障碍表现复杂多样，要注意识别和及时治疗，适当运动对缓解白天思睡症状有帮助。

翻身困难，无辅助时不能起床，下肢痛性痉挛，尿频，生动的梦境、梦魇，后背痛和幻视等。其特征性的睡眠异常是觉醒次数显著增加，导致睡眠片段化。白天表现为瞌睡增多，偶见睡眠 - 觉醒周期颠倒，有的出现快波睡眠期行为紊乱。

帕金森病患者经药物治疗后可能改变或加重已有的睡眠障碍，甚至产生新的睡眠问题。药物诱发的睡眠障碍常见于采用左旋多巴等治疗的帕金森病患者。可表现为生动的梦境、睡眠中出现发声、震颤、睡行症、夜间不自主肌阵挛以及睡眠 - 觉醒周期紊乱等。睡眠障碍症状与左旋多巴的剂量和持续时间呈正相关，左旋多巴剂量加大常可使睡眠相关性主诉增多。帕金森病最严重的睡眠障碍相关性主诉为药物诱发的毒性作用，常见生动的视幻觉、夜间肌张力障碍和肢体、面部与躯干肌肉的舞蹈样运动等。帕金森病患者可出现夜惊，常在睡眠中突然发生哭泣或肢体出现某种运动性反应，事后不能回忆。帕金森病相关性睡眠障碍的症状常随着疾病进展及疗程的延长而恶化。

多导睡眠图主要表现为睡眠片段化，有时可见患者睡眠中出现震颤、肌张力障碍与肌强直、周期性下肢不自主运动等。

治疗包括一般治疗及建立良好的睡眠卫生习惯，尤其是白天适当运动，必要时可以调整帕金森病治疗的药物方案。对于睡眠障碍的药物治疗应选用苯二氮䓬类等短期应用。

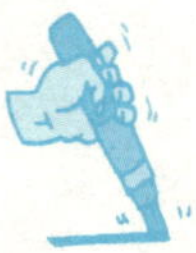

帕金森病扰睡眠　夜间运动睡不连
白天思睡原因多　卧多动少药物源

脾气急，睡不好

——甲状腺功能亢进相关性睡眠障碍

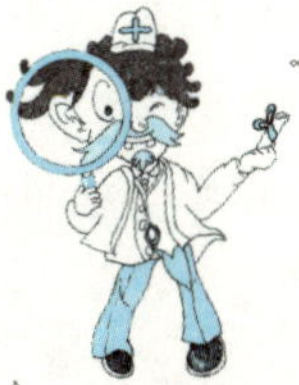

案例回放

朋友们都说小陈是个急性子，常常一副风风火火的样子，时不时还会看着别人做事慢而自己急得满头大汗，恨不得冲上去帮一把，所以朋友们都开玩笑说她要学学怎么样做一个文静的淑女。最近几个月她开始睡得不好，每天晚上都要在床上翻来覆去很久才能入睡，还经常睡着了以后突然醒过来。白天不仅没觉得人疲劳、懒得动，反而脾气更急躁了，以前看着急的事情现在更会直接发脾气；注意力也不集中了；常常觉得自己脑子里很乱，说话很多但又没有重点；有时候还会觉得心慌、气喘，还总是很怕热，有时没怎么活动也会出很多汗。更奇怪的是，她经常会觉得饿，比从前吃东西多了很多，可是几个月下来，人却比从前瘦了3公斤。小陈去找医生看病，也是急匆匆地把自己的情况一股脑地都说了出来，医生看了看她的眼睛，又仔细地检查了一下她的脖子，说她可能是得了“甲亢”，需要化验“甲状腺功能”来确定诊断。

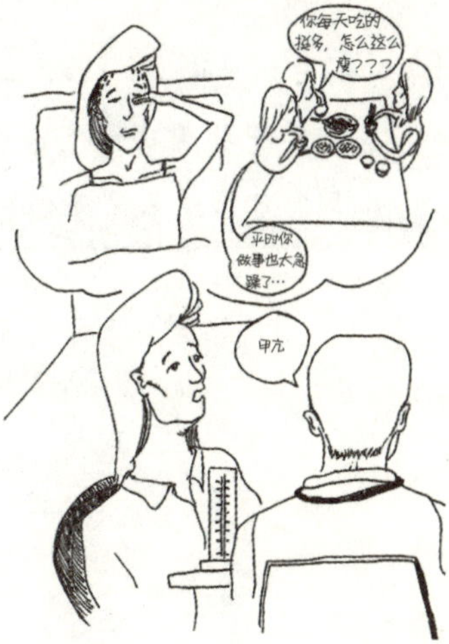

睡眠障碍是甲状腺功能亢进（甲亢）的常见症状，其中最常发生的是失眠，以入睡困难、频繁自发转醒和睡眠变浅为主要表现，也可出现夜间多汗、梦魇等。除了这些常见的失眠表现外，还有一些甲亢的特征性表现，比如怕热多汗、多食消瘦等高代谢的表现，心律失常、心跳较快等心血管系统损害表现，紧张易怒、注意力

不集中等神经精神系统损害表现，以及甲状腺肿大、突眼等特征性的器官变化。在各年龄都可以发病，以 20～40 岁青年期起病最为多见，女性较男性发病率更高。

通过一些血液检查指标可以作出诊断，主要有血清甲状腺素 T3 和 T4、游离 T3 和游离 T4、促甲状腺激素释放激素的水平，以及一些特征性的自身抗体（甲状腺刺激性抗体）等。

失眠症状一般可以随甲亢病情治疗而逐渐好转或消失。对部分患者可以在甲亢治疗过程中给予镇静催眠药，以减轻症状、加快恢复。

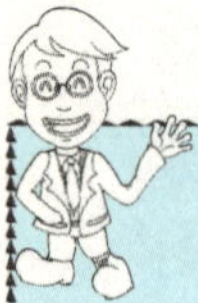

科学贴士

甲状腺功能亢进相关性睡眠障碍的诊断并不难，在积极治疗甲亢的同时可以适当给予镇静催眠药以改善睡眠质量。

睡不好，急脾气
甲亢疾病要警惕
易心慌，高代谢
眼睛突起要注意
甲功检查来确诊
合并用药最有利

第四篇　影响睡眠的因素

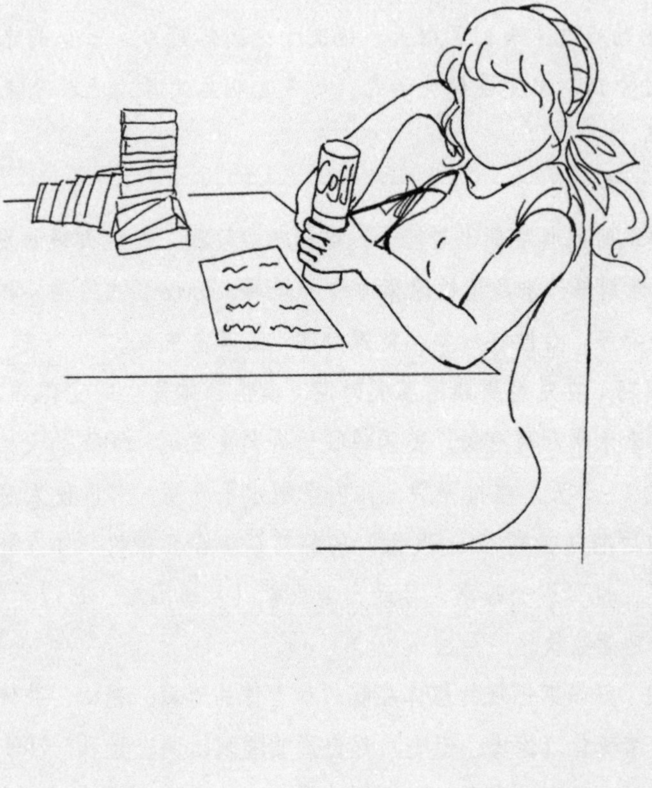

睡眠有性别差异吗

——性别与失眠

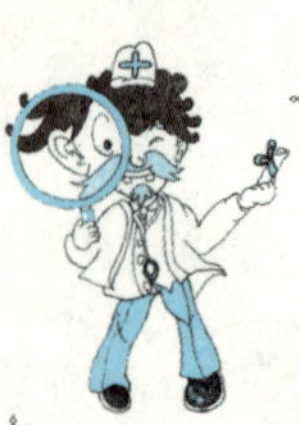

案例回放

45 岁的王女士在单位是位要求上进的业务主管，平时很注重自己的个人形象。先生工作稳定，收入很高。她的睡眠一直不好，晚上上床后很难入睡，而且睡眠较浅，易醒、早醒，在月经前后睡眠尤其差。如果白天遇到烦心事，有时几乎整夜睡不着。看到身边熟睡的丈夫，王女士对自己的失眠问题越发烦恼。早上看到镜子里憔悴的自己，心里有说不出的难过。而到了白天，她又十分困倦无力。王女士曾看过很多医生，也吃过中药，接受过针灸治疗，但是无明显改善，现在每晚睡眠仍然依赖于催眠药。

女性的睡眠时间通常都比男性少，同一年龄阶段，女性失眠的发生率是男性的 2 倍。睡眠的性别差异来源于性激素本身的差异、分泌形式的差异和控制性激素分泌的性中枢差异等。女性在一些“特殊时期”更容易失眠。

1. 月经周期：在月经周期的不同时期，女性身体发生的变化都可以影响睡眠，这与体内的激素水平升降有关。美国睡眠协会调查发现，50% 的女性主诉月经期水肿会干扰睡眠 2～3 天。在排卵后，体内孕酮水平升高，可以使人感觉困倦。发生于月经周期的后期（在第 22～28 天）的经前期综合征症状，如水肿、头痛、喜怒无常和腹痛等，也可影响睡眠，导致出现失眠（入睡困难、易醒和早醒）、醒后无精神或白天思睡等症状。

2. 妊娠期：妊娠期出现的躯体症状（如身体的疼痛、恶心、肢体抽筋、胎动和胃灼痛）和情绪变化（忧虑、沮丧）都会影响睡眠。调查显示，78% 的女性报告在妊娠期比其他时间更容易受到睡眠问题的困扰，有 97% 的孕妇在妊娠第 7～9 个月

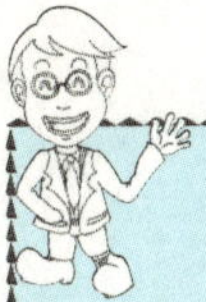

科学贴士

专家建议，如果女性持续失眠，经过改变生活方式、行为、饮食等仍然未能改善睡眠时，应积极寻找医生就诊，必要时在医生的指导下服用能迅速入睡、不引起头晕或记忆紊乱、不产生依赖性的镇静催眠药。

期间有几乎整夜睡不着的体验。

3. 更年期：更年期女性出现睡眠问题主要与卵巢分泌雌激素和孕激素逐渐减少有关。雌激素水平的降低会使女性出现意想不到的全身发热感（潮热）、出汗等更年期症状。36% 的更年期和绝经期妇女报告睡眠时有潮热，平均每周出现 3 次，每月有 5 天影响睡眠，因潮热而频繁地醒来会导致第二天疲倦。

4. 其他：女性除激素水平变化影响睡眠外，对同时在家务和工作中承担重要角色的女性来说，压力、疾病、饮食、生活习惯和睡眠环境等也都会影响女性睡眠，出现失眠。

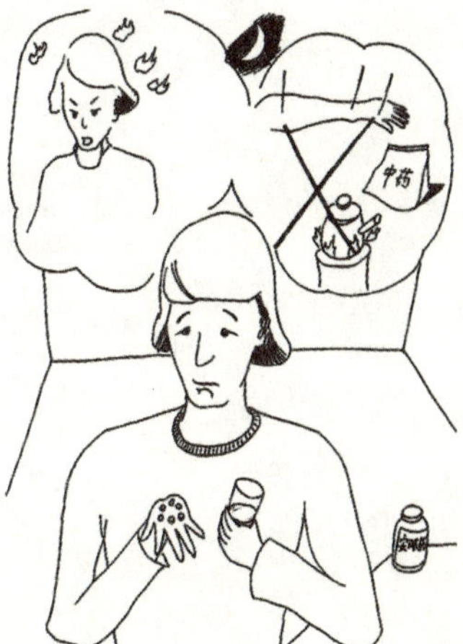

女性失眠必须采取综合治疗的方式才能取得满意的效果。心理治疗一般分为个别心理治疗和集体心理治疗。临床上一般采用个别心理疗法，医生和患者进行个别交谈，用解释、鼓励、说明等方法以达到减轻或消除症状，使患者能正确对待疾病、解除顾虑、保持精神愉快。由于心理障碍的减轻，女性失眠症状也会随之得到缓解。药物治疗是女性治疗失眠最常用的方法，大体分为镇静催眠药、抗焦虑药及抗抑郁药三类，其中以抗抑郁药应用最为广泛。由于这些药物一般具有一定的副作用，因此必须要在专业医生的指导和监督下才可以使用。

睡眠男女真有别　女性失眠更多见
各种治疗有选择　综合治疗显成效

老年人能否拥有“婴儿般的睡眠”

——年龄与睡眠

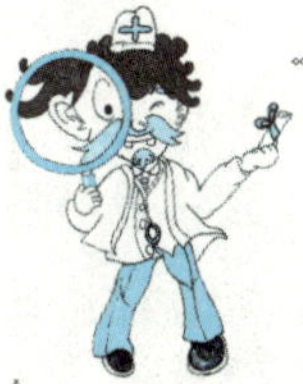

案例回放

78岁的王奶奶一直以来身体很健康。她经常晚上很早就睡觉了，夜间会起床看报纸、看老照片；早上四五点钟就起床，白天在看电视或在公园长椅上休息时会小睡一会儿。每当王奶奶晨练回来，10岁的小孙子总抱怨被奶奶吵醒、没睡够。

年龄是影响睡眠的主要因素之一，不同年龄的人对于睡眠的需要量存在较大差异，在同一年龄段不同个体之间也不相同。

睡眠时间随着年龄的增长而减少。足月正常新生儿在每昼夜24小时中，除哺乳与排泄占约4小时的觉醒外，其余时间均处于睡眠状态，每天平均睡眠18小时，呈多相性睡眠模式；出生6个月后，每天平均睡眠时间逐渐减少到13小时，尤其白天睡眠时间减少，可以仅有数次短暂的睡眠，睡眠时间相对集中在夜间；儿童期（2～12岁）平均每天睡眠10～12小时，睡眠模式逐渐接近成年人的单相性睡眠（24小时中睡眠时间仅仅在夜间）；少年期（12～18岁）为9～10小时；成人一般在7～8小时；老年人（60岁以上）一般在5～7小时，老年人夜间睡眠时间缩短，重新出现短

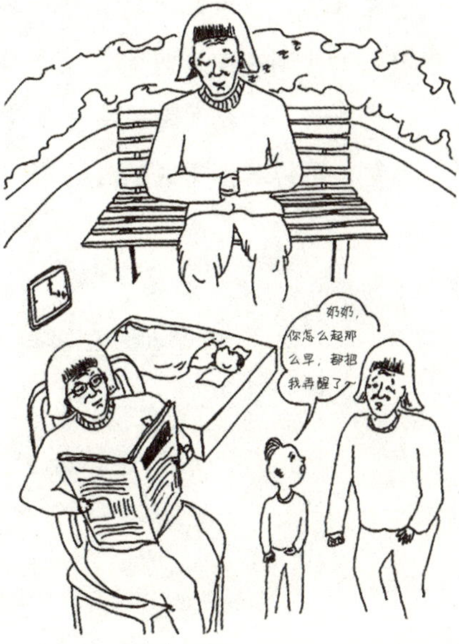

暂的白天睡眠，其睡眠模式又回归到多相性睡眠模式。

不仅睡眠时间存在年龄差异，各期睡眠的比例也与年龄有密切关系。慢波睡眠的第3～4期随年龄的增长而减少，而第1～2期睡眠则逐渐增多，直至老年这一趋势不变，到75岁时第4期深睡眠甚至会完全消失。人类睡眠最显著的成熟性变化是快波睡眠与慢波睡眠第4期的比例逐渐减少。对于快波睡眠的需求始于胎儿期。出生前10周胎儿的快波睡眠占总睡眠的80%，提前2～4周出生的早产儿快波睡眠占60%～65%，足月婴儿约占50%。随后，快波睡眠的比例很快下降，2岁时为30%～35%，10岁时与成人相近，稳定在25%左右，一直持续到70或80岁。从绝对量来看，快波睡眠时间出生时为8小时，青春期只有1.5～1.7小时。此外，慢波睡眠第4期在整个发育期直到中年期均呈指数下降，并常常于60岁后完全消失。因此，老年人夜间睡眠中自发觉醒次数常常增加，老年人的睡眠相甚至可返回到与儿童相同的双相睡眠觉醒周期，出现夜间睡眠及中午午睡。

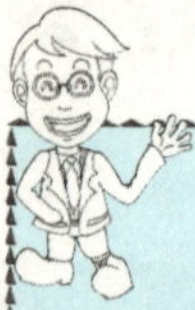

科学贴士

各年龄段的最佳睡眠时间表：儿童最好在晚上8点半之前睡觉，因为长身体时生物钟的需要；青少年应该在晚上10点左右睡觉；成年人的睡眠时间为8～10小时；老年人应该在晚上9～10点睡觉比较好。当然睡眠时间和长度应该依据每个人的习惯进行个体化的安排。

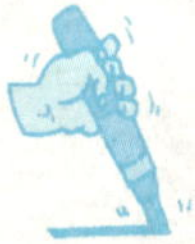

小儿睡眠深且多　老人睡眠浅而少
睡眠多少不重要　精力充沛才算好

“无光”才能好睡眠

——光线与睡眠

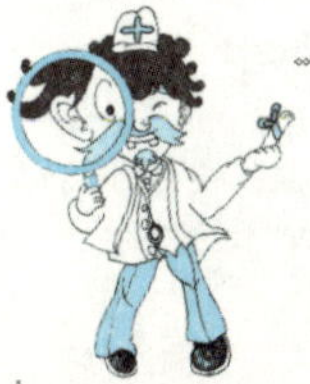

案例回放

IT工程师小刘经常晚上要工作到深夜，困了便倒头就睡，但让电脑一直运转着。第二天醒来，总是感觉很疲惫，休息不充分，早上起床变成一件很痛苦的事情。经过咨询医生，才得知电脑发出微弱的光线影响了他的生理节律与睡眠。

自从有了人类，人们就遵循“日出而作、日落而息”的规律生活着。白天工作、劳动，夜晚睡觉、休息，这看来是再普通不过的现象。是什么在控制着这一现象呢？

光线与睡眠存在着密切的联系。在我们体内的确存在一个系统，它通过明暗来控制某种与睡眠有关的激素等级，这种激素就是褪黑素（melatonin）。人类眼睛的感光系统侦测到光线中的蓝光或绿光，会抑制褪黑素分泌，导致睡眠障碍。通常大脑在夜晚9点或10点开始分泌褪黑素。褪黑素能够助眠，并协助调整生物钟。

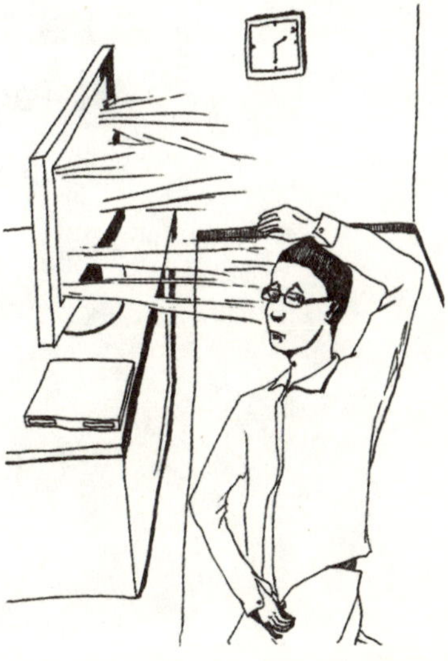

褪黑素是松果腺分泌和释放的神经内分泌激素，少部分也可在视网膜中产生。褪黑素分泌的节律性主要受到光线的调节。松果腺的活动表现出明显的节律性，有昼夜节律、月节律和季节律。循环中褪黑素浓度的昼夜波动呈24小时节律变化，是松果腺周期性合成与释放的结果，受

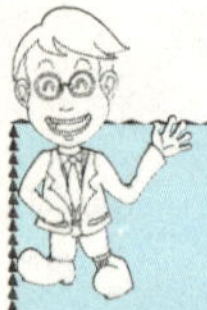

科学贴士

晚上睡觉时应关闭电脑或电视等可以发出光线的电器，避免暗光影响睡眠。但也有人会对漆黑环境产生恐惧感，这时可在卧室低处的墙壁上亮一盏红色或黄色小夜灯，朦胧的光线也可帮助睡眠。为避免光线干扰，在卧室里应使用质地较厚的窗帘，或多挂一层遮光窗帘。

昼夜明暗相周期的影响。光线由视网膜经颈上交感神经节和视交叉上核（SCN）传入，在暗相期刺激松果腺合成与释放褪黑素，午夜为分泌高峰期；白天视网膜感受强光，通过下丘脑投射抑制视交叉上核，导致褪黑素合成减少，以午间最低，由此影响人类的睡眠－觉醒状态。

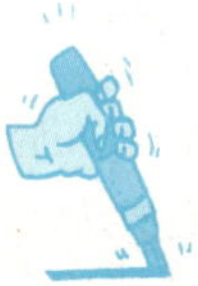

白天接受自然光　晚上关闭强暗光
早睡早起有规律　避免光源扰睡眠

睡眠的“天敌”

——噪声与睡眠

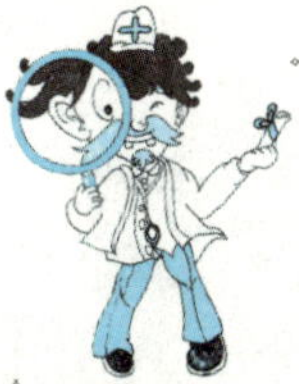

案例回放

生活在城市里的林先生一直独居、好静，平时睡眠还可以。最近林先生家楼下开了家娱乐中心，每当深夜他总是在睡梦中被楼下传来的阵阵歌声或笑声吵醒，无论怎么在床上辗转反侧，再也无法入睡，直到天亮。白天精神越来越差，昏昏欲睡，有时在公园的长椅上晒太阳也会不知不觉地睡着。

噪声的恶性刺激会影响睡眠，造成疲倦，严重影响人的睡眠质量，并会导致头晕、头痛、多梦、记忆力减退、注意力不集中等神经衰弱症状和恶心、呕吐、胃痛、腹胀、食欲不振等消化道症状。研究结果表明：连续噪声可以使人多梦，并使熟睡的时间缩短；突然的噪声可以使人惊醒。噪声量超过50分贝即可妨碍睡眠。

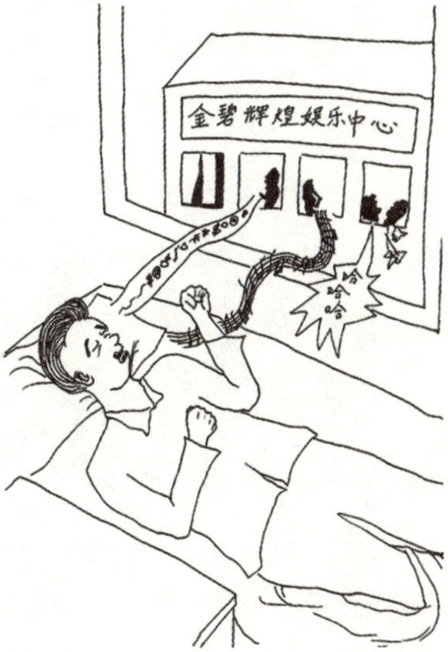

娱乐中心应密闭声源，建造隔声墙，防止噪声直接向外传播。卧室窗户最好是双层玻璃，睡觉时可关闭门窗，但应在睡前先开窗通风，这样大脑供氧充分，才可保证睡眠质量。家具多选用木质，因为木质家具有纤维多孔性的特征，能吸收噪声。专家们建议，长期在噪声严重的环境中工作、生活的人，应及时而适量地补充一些蛋白质和富含维生素B族的食物，因为噪声可使人体中的某些氨基酸和维生素 B 族消耗量增加，从而造成人体功能的平衡失调，补充适量的氨基酸和维生素可使人体对噪声的耐受能力增强。

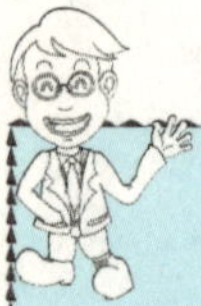

科学贴士

您不妨试试以下两种闹中取静的安眠方法：①闭目入静法：上床之后，先合上双眼，然后把眼睛微微张开一条缝，保持与外界有些接触，虽然精神活动仍在运作，然而交感神经活动的张力已大大下降，诱导人体渐渐进入睡意蒙眬状态；②睡眠诱导：聆听平淡而有节律的音响，例如火车运行声、蟋蟀叫、滴水声以及播放春雨淅沥淅沥声音的磁带，或催眠音乐，有助睡眠，还可以此建立诱导睡眠的条件反射。

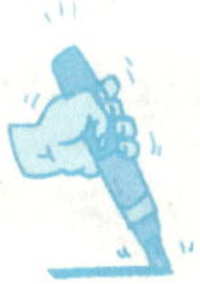

噪声危害大　尽量要减轻
闹中要取静　睡眠不觉晓

适宜睡眠的“卧室气候”

——卧室温度和湿度与睡眠

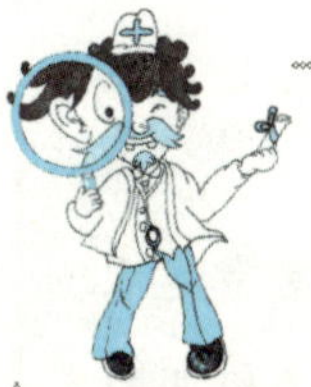

案例回放

林小姐大学刚毕业，住在单位的职工宿舍，宿舍里装有中央空调。在冬季因为惧怕寒冷，每当她一回到宿舍，就把中央空调的温度调到最大，而整天都不开窗通风。即使如此，她还喜欢蒙着厚厚的被子睡觉。但是她很快发现自己经常因为咽痛、口干舌燥、咳嗽而无法入睡，即使睡着醒来后，也会出现头晕、头痛的情况。后来，经咨询医生后，林小姐改变了自己的不良习惯，经常开窗通风，慢慢地习惯了不蒙头睡眠，她之前的症状不知不觉地消失了。

卧室环境温度是影响睡眠的重要因素，一般以20～23℃为宜。如果温度过低，上床后要靠人的体温把被窝温度升起来，皮肤受到寒冷刺激，全身血管收缩，交感神经兴奋，甲状腺激素分泌增加，会影响入睡，因此冬天不容易睡着。特别是一些老年人，下肢末梢循环本来就不好，钻到冰冷的被窝中，冷的刺激使微血管更加狭窄，有些体弱老年人整夜双足冰冷，无法安睡，这是造成老年人失眠的常见原因；若是温度过高，甚至超过35℃，人的新陈代谢加快，引起出汗，能量消耗增加，会影响睡眠，而且醒后会产生疲劳、困倦的感觉，也是无益于睡眠的。

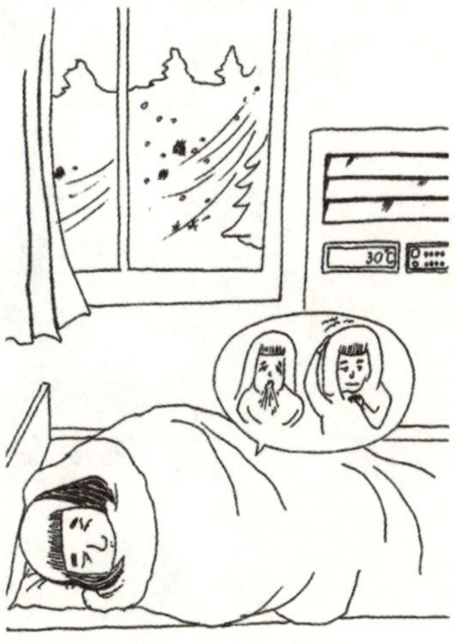

湿度是睡眠环境的又一重要组成因素。夏季相对湿度可能较高，但不宜超过70%；冬天相对湿度

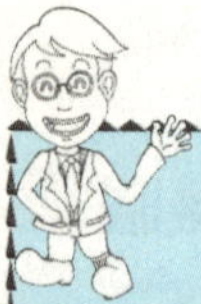

科学贴士

为了确保卧床后能迅速入睡，可采取以下措施调节被窝温度：上床前用电热毯或热水袋使被窝温度提高到32℃以上；临上床前用热水泡脚，有利于加快全身血液循环，缩短上床后身体与被窝的热交换时间；选用厚薄适中的被子，一般以3公斤为宜。

为了使被窝湿度趋于最佳状态，阴雨和降雪天气时，卧室内湿度常达70%以上，天晴后，就应及时开窗通风、采光，使室内湿度迅速降低。若长时间阴雨或降雪，可通过室内增温达到降湿的目的。被子、床单要勤洗晒，从而保持棉絮和被面的干燥。内衣厚薄要适中，质料要合适，一般以穿对皮肤无刺激、吸湿性强的棉织品为佳。此外，睡眠时把两臂伸出被外，对降低被窝湿度也是有利的，但要防止臂、肩部受凉，身体虚弱的老年人或肩、臂关节炎患者要注意。

最好控制在35%以上。因为人在睡眠中有汗液蒸发，常使被窝湿度超过60%，这时皮肤会受到刺激，直接影响睡眠深度。

被子的厚度也影响睡眠，被子过轻，达不到隔热、保暖的效果；被子过重，压迫胸部，导致肺活量减少，易做噩梦，又易使被窝温度升高，使人体新陈代谢过旺，能量消耗增大，汗液增多，醒后反而感到疲劳、困倦，还容易受凉。

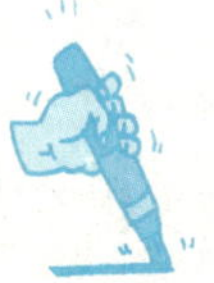

卧室气候要适宜　被窝也有微气象
温度湿度需适当　环境适宜睡得香

体温对睡眠有影响吗

——体温与睡眠

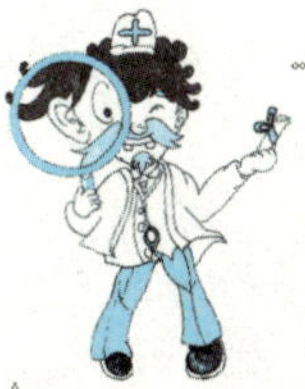

案例回放

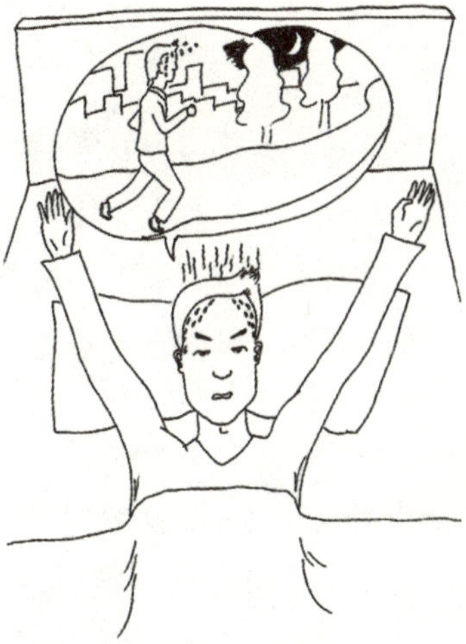

28岁的小伙子萧萧是一个IT工程师，刚参加工作两年。由于爱好运动，以前上大学时，萧萧下午总会打会儿篮球或羽毛球。但是自从工作后，由于工作压力大，害怕失业，经常加班到很晚，情绪波动也很大，所以他经常选择从单位跑步回家，以此来缓解情绪。萧萧近半年来发现，每天晚上总是很难入睡，睡眠不再是一件简单的事了。所以白天工作也总是没精打采，工作效率很低。后来经过咨询医生得知，是自己的工作压力、情绪及睡眠之前的身体锻炼把自己的好睡眠偷走了。

体温可以改变一个人的脑波，因此对睡眠有决定性影响。通常清晨6时开始，大脑的温度会逐渐上升，午后趋于缓和，黄昏时达到最高点——随着体温的升高，人体的各器官及细胞会逐渐变得活跃，大脑更加清醒，身体更加有力量；入夜后2～3小时，大脑的温度开始下降，直至凌晨出现当天脑部温度的最低点——当体温下降时，人体的活动能力逐渐降低，就会犯困，睡觉的时候快要到了。这种缓慢却有规律的体温变化和地表的温度变化非常类似，是太阳造成的。体温在白天与夜间温差大，容易获得深度睡眠。反之，如果人的体温周期太平缓（也就是温差不够大）或者被其他事搞乱了，那么很有可能造成睡眠困难，会很难睡得深。

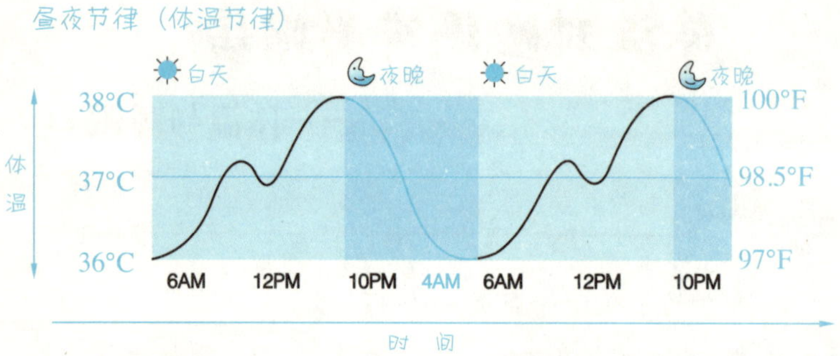

情绪是影响体温的重要因素，当你压力很大、心情烦躁、害怕时，体温会迅速升高。另外，热水洗澡、体育锻炼以及脑力活动同样会使体温和脑波发生变化。例如，在使用电脑的过程中，明亮的显示屏、开闭程序的过程都会对眼睛和神经系统有强烈的刺激，使体温处于相对较高的工作状态。

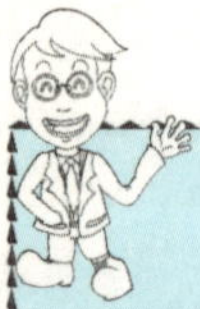

科学贴士

如果因为情绪或压力造成体温升高而难以入睡，可以选择用瑜伽和放松疗法来解除压力。瑜伽中的各种前屈体势能非常有效地缓解压力。通过持续的练习可以使内心平和、远离恐慌和烦躁。也可以在睡前用温水洗澡、喝一杯热牛奶，这样可以使体温调节到适宜睡眠的状态，减轻睡眠不良的症状。锻炼要注意时间的选择，锻炼的最佳时间是清晨，这时可以快速提高体温，使精神饱满。但要避免在睡前3小时内锻炼，那样会使你的体温保持在比较高的状态，会对你的入睡造成困难。

体温变化有规律　自身调节重节律
早晨升高有力量　夜晚下降入梦乡

睡眠需选择适宜自己的寝具

——寝具与睡眠

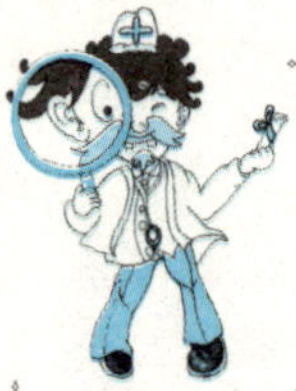

案例回放

王伯伯独居于乡下。3个月前，在北京工作的儿子将其接来北京居住。但从第一天晚上开始，王伯伯就发现自己难以入睡。软软的床、又松又瘪的枕头、轻轻的被子、滑滑的床单使他怎么都觉得睡不舒服。后来，他只好把在老家的全部寝具整套都运到了儿子家，他终于又能安然入睡了。

好的睡眠建立在许多条件之上，而正确选用寝具与睡眠质量有着非常重要的关系。

1. 床：床的高度应适宜，一般以略高于就寝者的膝盖为宜，即0.4～0.5米，以便于上下床。床过高，不仅不方便上下床，且使人容易产生紧张而影响睡眠；床过低，则容易受潮气影响导致关节炎等疾病的发生。床的宽度以肩宽的2.5～3倍为最适宜。床太窄，因不容易翻身而影响睡眠的深度；床过宽，从心理学角度来说，会产生不安的心理情绪而影响睡眠。

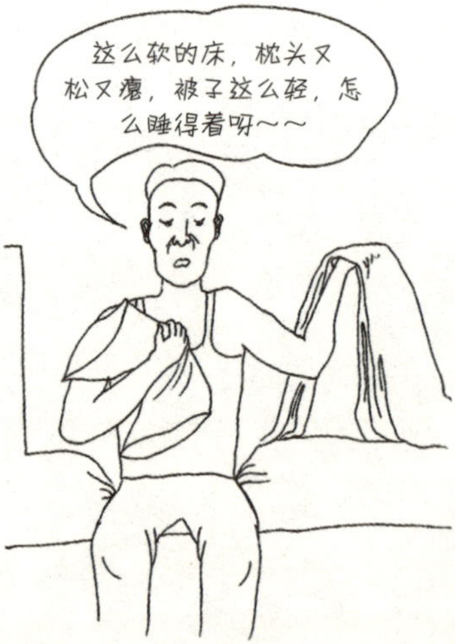

2. 床垫：床垫应软硬适中，以保证脊柱维持正常的生理弯曲，同时使肌肉放松，不易产生疲劳。木板床不仅有利于睡眠，同时又符合生理健康要求。沙发床和席梦思床因柔软、舒适而广受欢迎，但不适宜老年人和儿童使用，特别是患有脊椎损伤、脊椎畸形者。因为这些床柔软，容易使受压

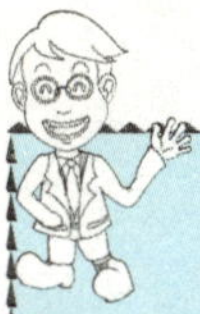

科学贴士

寝具对维持人体睡眠的舒适性有着重要意义。在挑选寝具时，不要只注重花色、式样和价格，而应当以身高、体重为参考，更多关注其面料、高度、重量等影响舒适度的指标，根据季节、气候和室内温度的变化，依据不同人群的基础代谢率来科学选择适宜自己的寝具。

的部位下沉，造成脊柱的弯曲或扭转，使人体的正常脊柱曲度改变，相关的肌肉、韧带张力过大，得不到充分的放松和休息，从而出现腰酸腿痛的感觉，久而久之，还会成为一种致病因素，加快肌肉劳损和脊柱骨骼的退行性变化。在木板床上铺5 ~ 10厘米厚的软垫，可集木板床与沙发床两者的优点于一体，床面柔软舒适，有利于肌肉的放松和解除疲劳，使全身得到充分休息，又能保证脊柱维持正常的生理弯曲，是比较理想的睡床。

3. 床单和被褥：床单和被褥宜选择吸水性强、柔软、保暖、易清洗的棉布，不宜选用化纤和丝织品。夏季可选用具有凉爽、舒适感的亚麻布质床单。可根据自己的喜好选择床单和被褥的颜色。床单及被褥应定期洗涤、暴晒。可利用阳光的紫外线消毒、杀菌，恢复弹性、松软，增进睡眠。

4. 枕头：适宜的枕头不仅可以维持正确的睡姿，还可以增加睡眠的舒适性。理想的枕头高度约10厘米，宽度基本等同于肩宽，硬度可依个人的喜好，以头部在枕头上的沉降率为20%为最佳状态。以棉花、羽毛等材质填充的枕头硬度适中且耐用。枕头套应方便拆洗，填充物应经常暴晒。枕头经长期使用后其弹性会逐渐变差，故应注意及时更新。一个理想的枕头应当具备以下特点：保持脊柱的正常水平位置；可以很好地适应你的颈部和头部外形；可以支撑头部；可以使颈部和脊柱处于一条水平线上；使用低过敏原的材质。

睡眠寝具很重要　床枕被褥清洁好
睡眠姿势要正确　科学舒适均需要

吸烟有害睡眠

——吸烟与睡眠

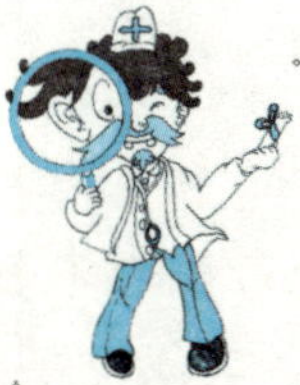

案例回放

孙先生平均每天要吸20支烟。近半年来，老孙晚上会出现入睡困难，即使睡着了，睡眠也很浅、易醒，而且出现头痛、头晕。这时，老孙就起床点燃香烟，一支接一支地抽。结果头晕、头痛反而加剧，更无法入睡，有时候直到黎明才睡着一会儿。他白天上班浑身乏力、无精打采，很是苦恼。

吸烟可引起睡眠障碍。

烟草中的尼古丁会导致吸烟者难以入睡。尼古丁可破坏睡眠周期，导致睡眠结构断裂。睡眠断裂的特征是：快波睡眠和慢波睡眠的自然循环周期被打断，形成睡眠碎片，更容易转醒。这种周期性转醒和睡眠状态的不连续破坏了睡眠结构，虽然有时睡着的人感觉不到，但白天则会感到体力与精力未完全恢复，活动能力减弱，因此吸烟者容易出现白天过度思睡及早晨醒来很困难。

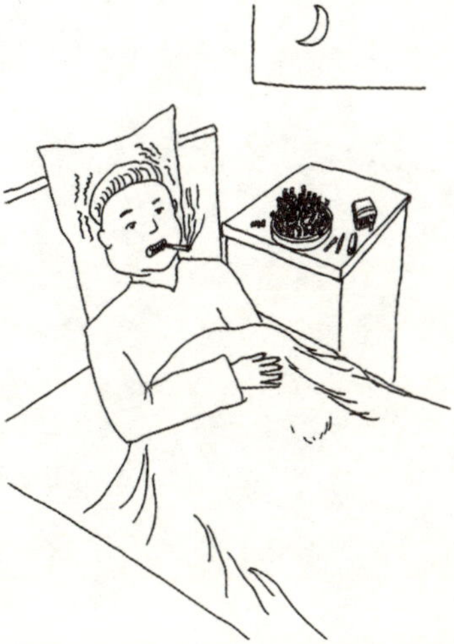

尼古丁还是中枢神经系统的促进剂，会导致心率加快、血压升高，引起快速脑电波运动，还会增加血液中某种激素的含量，扰乱睡眠。最新研究显示，与不吸烟者相比，吸烟者不仅常常感到烦躁不安，而且深度睡眠时间显著减少。

烟草可刺激呼吸道，使呼吸道黏膜受损，导致炎症、水肿、分泌物增加，使呼吸阻力增加或使呼吸道阻塞，引起睡眠呼吸暂停。由于睡眠呼吸暂停，减少了空气交换，易发生低氧血症、高碳酸血症及呼吸性酸中毒，使整夜睡眠呈极不稳定的状态，中间频繁醒转，故而吸烟者常感到睡后精神得不到恢复，白天过度思睡。

事实上，吸烟与睡眠障碍之间也是相互影响的恶性循环过程：吸烟引起睡眠障碍，睡眠障碍导致疲劳、抑郁、认识能力减弱、工作效率下降这些类似尼古丁的撤退症状，这些症状又促使吸烟者更多地依耐烟草的刺激来“提神”，从而陷入恶性循环的状态之中。

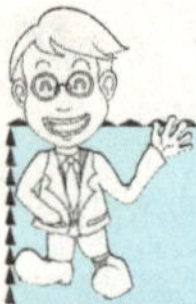

科学贴士

一般来说，烟草对于人体的影响是弊大于利，吸烟者通常得不到高质量的睡眠。如果要提高睡眠质量，最好的选择就是戒烟。

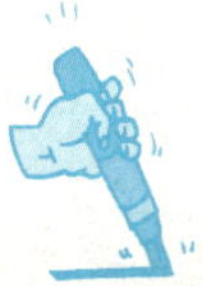

吸烟常常惹人嫌　损伤心肺扰睡眠
保持健康需戒烟　戒除烟草好睡眠

饮酒助兴但不助眠

——饮酒与睡眠

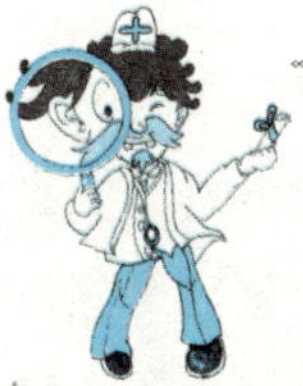

案例回放

杜甫的《饮中八仙歌》中写了唐代的八个酒仙，其中李白的形象尤为突出。“李白一斗诗百篇，长安市上酒家眠，天子呼来不上船，自称臣是酒中仙。”酒后的李白豪气纵横，狂放不羁，桀骜不驯，傲视王侯。

李白的生活中时刻有酒相伴。在月下，在花间，在舟中，在亭阁，在显达得意之时，在困厄郁闷之际，李白无处不在饮酒，无时不在深醉。“但使主人能醉客，不知何处是他乡”，只要有美酒，只要能畅快痛饮，李白甚至可以“认他乡为故乡”。

古有酒仙李白，今有酒鬼老王。老王自十几岁就开始饮酒，现已43岁了，长期饮酒，每天只要不上班就喝，经常喝半斤中度白酒，喝完了倒头就睡。4年前，他睡眠开始不好了，如果没有酒催眠，就很难入睡。到了凌晨一两点钟，酒醒了人也就醒了，再也无法入睡。现在只能睡着三四个小时，经常感觉头痛、浑身乏力，而且还出现胃痛等不适。

酒精易缩短睡眠潜伏期，这意味着饮酒后可以很快入睡，但是深度睡眠（慢波睡眠的第三和第四期）以及快波睡眠时间显著减少，所以说通过饮酒获得的睡眠大多数都是处于慢波睡眠第一和第二阶段的浅睡眠期。减少快波睡眠通常会导致快速眼动睡眠反跳，会发生做梦甚至出现噩梦。这不但不会使饮酒者感到精神焕发，而且很可能在后半夜里频繁醒来，因为体内减少的酒精含量会使睡眠断断续续。酒精还是利尿剂，更进一步加剧睡眠紊乱，因为夜晚起来上厕所的次数增加了。最后，酒精会使颈部肌肉松弛，影响大脑控制机制，它会使打呼噜者的鼾声更严重，或加

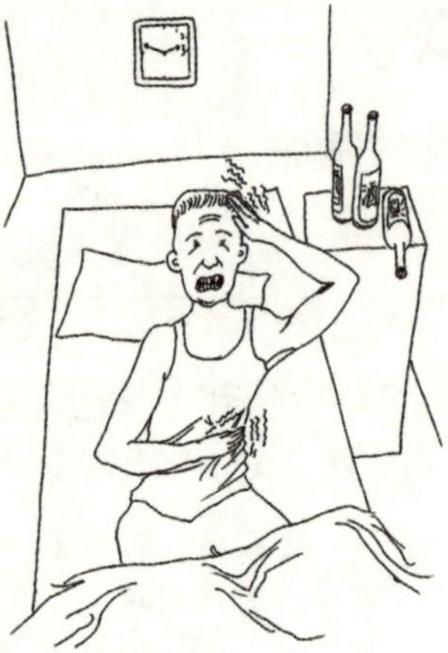

剧其他一些夜间睡眠呼吸问题，有时这种影响是巨大的。

如果长期大量饮酒还可引起酒精依赖性睡眠障碍，这种障碍主要与酒精滥用导致的耐受性、依赖性和戒断症状有关。多见于40岁以上的中年男女，患者最初常有入睡困难，试图借助酒精帮助入睡，多在上床入睡前3～4小时饮酒。起初的确能达到改善入睡的目的，但随着时间的推移，酒精对睡眠的诱导作用逐渐减弱，此时便产生不易察觉的戒断症状，如睡梦中突然醒来、出汗、头痛和口干等，进而可继发与酒精相关的睡眠维持障碍。如果突然停止饮酒，还可产生严重失眠、夜间频繁觉醒。少数患者可出现心理性酒精依赖，即认为只要持续地每晚饮酒，才能不出现睡眠障碍。治疗上应以心理疗法、行为治疗等各种方法为主，必要时辅以药物治疗。

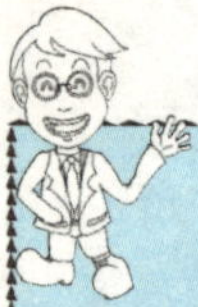

科学贴士

过量饮酒不但对肝等器官有严重危害，还会破坏睡眠规律、降低睡眠质量。因此，饮酒要适量，更不应该试图通过饮酒来改善睡眠。

酒精催人眠　其实睡眠浅
起夜更频繁　噩梦更连连
喝酒宜少量　避免酒依赖
失眠别靠酒　治疗是关键

咖啡因对睡眠的影响

——咖啡与睡眠

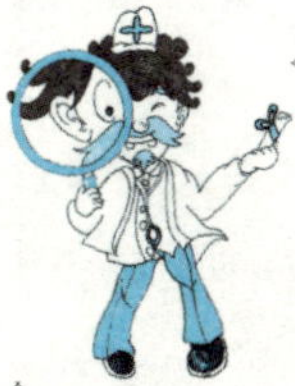

案例回放

46岁的美籍华人刘先生在美国生活工作近20年，一直有早上喝咖啡的习惯。一年前他来到上海，就职于某公司任高级主管。最近两个月来，由于公司业务繁忙，中午午休的习惯被打破，只好靠喝咖啡来振奋精神，以获得良好的工作状态。但很快他发现，晚上入睡变得很困难。白天精神也很差，他只好喝更多的咖啡，结果不但无法维持充沛的精力，而且晚上的失眠变得更加严重。他的生活和工作都受到了严重影响。刘先生去医院咨询后才得知，原来是咖啡中的咖啡因“惹的祸”。他接受医生的建议，改变了自己下午喝咖啡的习惯。经过一段时间的调整，良好的睡眠又“回来”了。

咖啡因会黏附到腺苷受体上，使细胞再也无法“找到”腺苷，因为咖啡因占用了腺苷要黏附的所有受体。因此，细胞不会因为含有腺苷而减缓活动，反而加快了。此外，咖啡因会导致大脑血管收缩，原因是其抑制了腺苷扩张血管的作用。一些治疗头痛的药物含有咖啡因就是利用了咖啡因的这种作用，例如对血管性头痛的患者，咖啡因能够使血管收缩，减轻病痛。

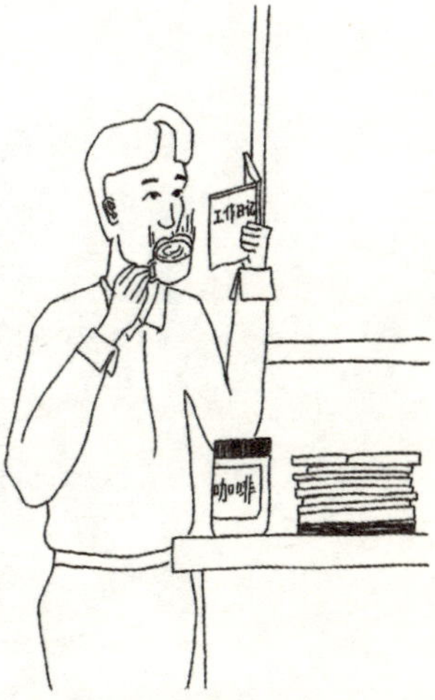

咖啡因最重要的长期作用是对睡眠造成影响。腺苷的吸收对睡眠很重要，尤其是深度睡眠。咖啡因在

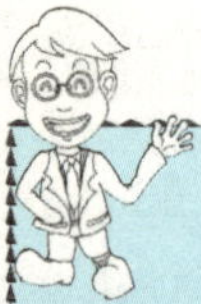

科学贴士

不要过量饮用含咖啡因的饮品（一天饮用超过两三杯的咖啡、茶或是咖啡因饮料），晚上5点或6点左右就要减少此类饮品的饮用。如果尝试后，仍觉得有睡眠障碍，那么你应该采用更为严格的方案。

要注意除了饮料以外，巧克力和某些感冒药（见药品标签）也含有一定量的咖啡因。同时，机体可能对咖啡因产生依赖，如果经常大量饮用含咖啡因的饮料，请逐渐减量，否则会感觉头痛、烦躁和劳累。

体内的半衰期大约为6个小时，这意味着如果在下午3点喝下一大杯含有200毫克咖啡因的咖啡，到晚上9点时仍然有大约100毫克咖啡因留在体内。也许你能够入睡，但是可能会错失深度睡眠的时机，导致睡眠不足迅速恶化。第二天感到精神状态更加糟糕，因此刚起床就立刻需要摄入咖啡因。这样日复一日，周而复始，形成恶性循环。

所以大家在日常工作、学习以及饮食上要多加注意，尽量不要过度饮用或使用含有咖啡因或其他刺激性物质的食品，尽情享受宝贵而美妙的夜晚时间，不要透支。

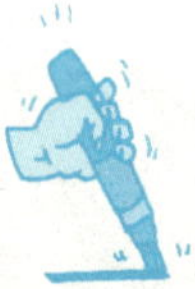

咖啡可乐巧克力　样样都含咖啡因
使人兴奋作用长　入睡困难质量差
控制时间摄入量　工作睡眠两不误

压力过大影响睡眠

——压力与睡眠

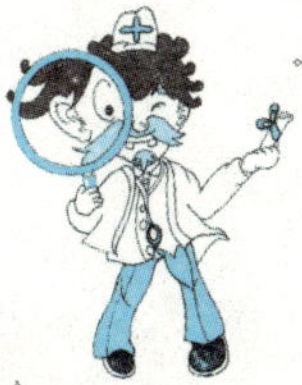

案例回放

34岁的小微是一名都市白领，最近几个月总是睡眠不好，心情也越来越糟。夜里总是感觉睡不踏实，半夜有时还会惊醒，醒后大脑中总会闪现生活或工作的杂乱片断，很难再入睡。更为严重的是因为担心会影响第二天的工作，但是越是担心越是睡不着；白天则由于没有睡好，工作不能集中注意力，晚上更是睡不着，如此反复形成了恶性循环。

随着人们生活节奏的急剧加快，尤其是以都市白领为主体的人群工作压力更大、紧张度更高、生活节奏更快。这类人群长期处于精神高度紧张的状态下，得不到应有的调试，身心过度疲劳。久而久之，必然会导致焦虑不安、抑郁症、精神障碍等心理问题和疾病。

从生理角度讲，当人感受到压力时，肾上腺素含量立即升高，这会给神经系统带来极大刺激，人的敏捷程度和肌肉张力都立即增加了。心率、血压、呼吸及血糖含量急剧增加，脑电波频率增快，警觉性增高，入睡时间延迟，睡眠中容易觉醒。所以，压力使人们与高质量的睡眠无缘，甚至完全不能入睡。

压力会妨碍人熟睡的另一个原因是高浓度的“压力”激素，这些激素会让人睡眠减少、休息不足。这在山顶洞人时代是很有用的，处于压力之中会很快地惊醒并做好和食人猛兽搏斗的准

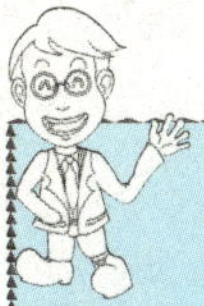

科学贴士

压力过大影响睡眠，日常生活中可以使用均衡饮食、适当运动、健康的思维模式、保持幽默感、聆听美妙的音乐及放松身体等方法来缓解压力，提高睡眠质量。

备。但是，现代社会并非这种情况。压力导致的睡眠状态和照顾婴儿的母亲的睡眠状态相似，睡眠中的母亲会始终保持比较警觉的神经系统，这可以使她们在孩子有最轻微的活动时醒来。

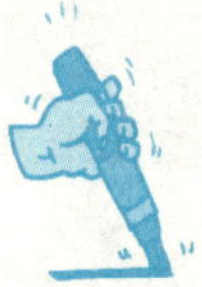

压力影响睡眠大　全身动员添麻烦
舒缓心情助睡眠　适度运动亦减压

影响睡眠的药物

——药物与睡眠

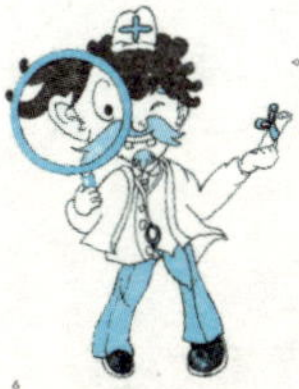

案例回放

王先生人到中年，最近单位体检发现患有高血压，经医生诊治，开始服用降压药物。一段时间后，王先生发现自己的睡眠越来越差，严重影响了白天的工作，但是找不到是什么原因。后来咨询了睡眠专家后得知，是因为服用的降压药物影响了自己的睡眠。经调整降压药后，睡眠才得以改善。

导致失眠的原因有很多，长期服用某种药物或者对某种药物敏感或者不适应、药物的副作用等，均会影响睡眠质量，导致失眠症的发生。哪些药物会影响睡眠呢？

第一种是抗结核药，大剂量地使用抗结核药会导致中枢神经系统的过度兴奋，从而导致失眠的发生。

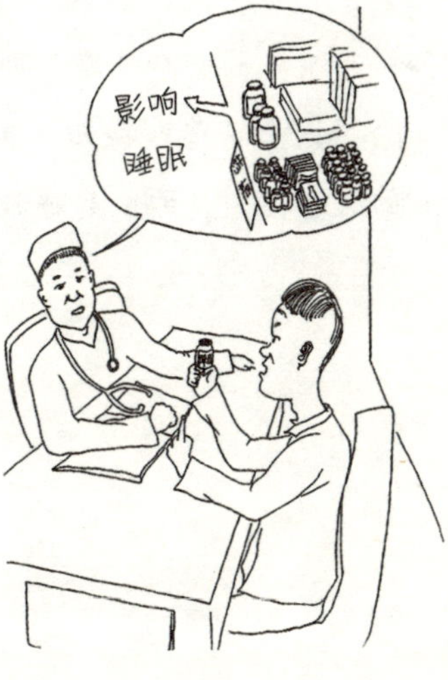

第二种是利尿药，利尿药会导致夜间多尿、频繁起床，从而扰乱了正常的睡眠。过量地排尿也会导致体内钾元素的流失，从而导致心血管系统功能障碍，也会导致失眠。

第三种是降压药，某些降压药例如甲基多巴、可乐定等，不仅会导致失眠，还会导致情绪抑郁的发生，甚至可能引发更严重的失眠。过量地服用降压药会导致夜间的血压过低，也会影响睡眠。

第四种是抗抑郁药，某些常用的抗抑郁药也

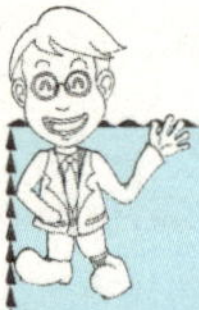

科学贴士

我们在服用药物之前，要了解药物的作用和副作用，在医生的指导下选择适合自身的药物种类及剂量，以免所服药物的副作用对身体产生巨大影响，造成身体的损伤，以及对睡眠产生不良影响。

有可能引起失眠的发生。

第五种是抗胆碱药，特别是治疗帕金森病和震颤的药物，可能干扰夜间的睡眠。

第六种是抗心律失常药，如丙吡胺、普鲁卡因胺等，可影响夜间睡眠质量。

第七种是抗哮喘的药物，因为这种药物有提高中枢神经系统兴奋性的作用，所以在夜间服用抗哮喘的药物容易诱发失眠。

第八种是苯氮䓬类药物，如果没有正确使用苯氮䓬类药物，会导致睡眠颠倒，也就是白天没精神，身体活动减少，从而造成夜晚的睡眠不实、烦躁不安和精神错乱。

第九种是强心苷类药物，服用剂量不当，可使肾清除率降低，肌张力减退，有的还可能引起血流动力学障碍，这些副作用都能够引起失眠。

第十种是糖皮质激素，如泼尼松、地塞米松、泼尼松龙等药物，大剂量应用时可引起机体的兴奋性增高而导致失眠、多汗等症状。

除了以上这些药物外，抗癌药、抗癫痫药、避孕药等，都可能会影响到大脑皮质的兴奋性，从而引起睡眠紊乱。

影响睡眠药物多　服用之前瞧仔细

严遵医嘱量适宜　不良影响降最低

第五篇　科学管理睡眠的方法

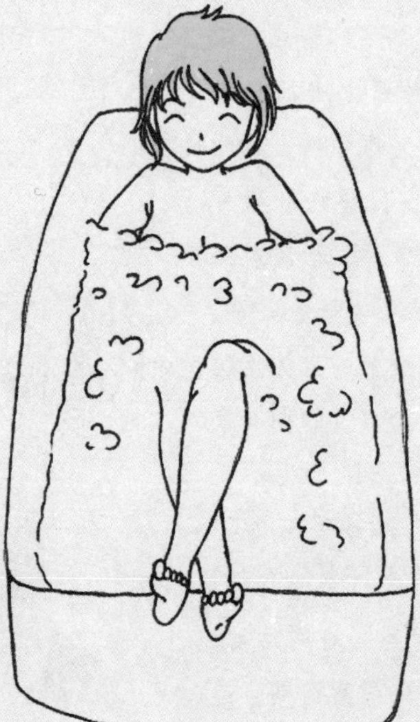

睡眠行为与习惯

——睡眠卫生不良

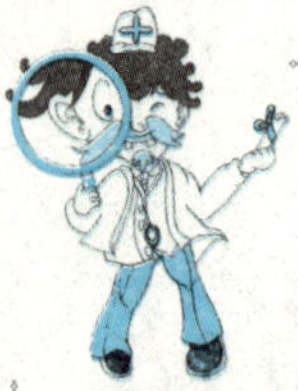

案例回放

22岁的朱小姐是一名医务工作者。因工作繁忙、压力大，白天经常靠喝咖啡提神，下班后为了保持身体健康，几乎每天都要进行至少一个小时的运动（有氧舞蹈、跑步等），并且淋浴后才吃晚餐，饭后休息、放松一下才上床就寝。殊不知临睡前的过量运动会增加大脑的兴奋性。1个月以后，朱小姐整晚失眠，继而白天精神萎靡，形成了恶性循环。

由于各种可能诱发睡眠困难的日常生活与行为习惯所导致的睡眠障碍，称为睡眠卫生不良，也叫做不良睡眠卫生习惯。它破坏了睡眠-觉醒节律，形成对睡眠的错误概念，引起不必要的睡前兴奋，从而导致失眠，但不存在明显的身体疾病因素，是可以通过主观行为习惯的调节来改善睡眠障碍的。常见的睡眠卫生不良有：睡眠时间无规律、午睡或卧床时间过多、卧室光线过亮、室温过高或过低、噪声过大，以及睡前从事易兴奋的活动，如阅读小说、观看情节复杂的影视剧、进行强体力或脑力活动、饮用咖啡和酒等。多见于成年人，主要表现为入睡困难、睡眠中容易觉醒和早醒等。

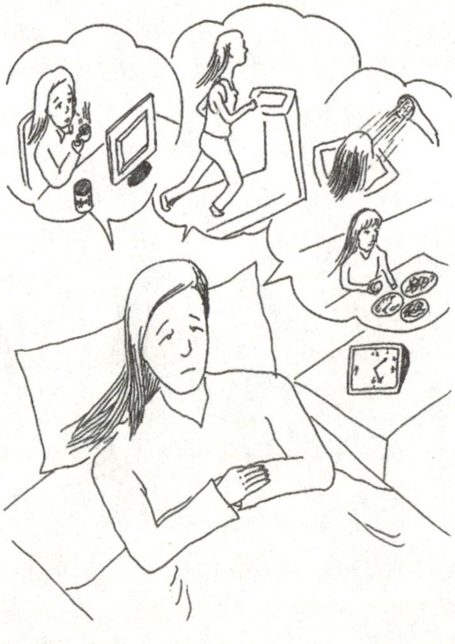

咖啡、茶、可乐、巧克力及非处方药（如感冒药、抗过敏药等）含有咖啡因。咖啡因是一种兴奋性刺激物，有醒脑作用，能够减少总的睡眠时间。咖啡因的作用时间可持续14小时，能够阻断腺苷受体，引起皮质唤醒，觉醒次数增加。因此，下午4点后饮用的咖啡因都会影响睡眠。

各种刺激引起的紧张和兴奋，如傍晚后过于激烈的运动、夜间从事高度紧张的脑力劳动等，可引起在睡眠中觉醒。

睡眠卫生对良好的睡眠有着重要的促进作用。以下的“睡眠卫生小锦囊”可以帮助你睡得更好：

1. 环境须知：布置好卧房，仔细选择睡床和床上用品；避免外界打扰（光线和噪声）；保持卧房空气湿度；卧房的温度应保持在20～22℃；

2. 活动须知：①白天：不要在傍晚以后运动；下午以后少进食刺激性食品、饮品；午休时间不要太长；避免紧张气氛；②晚上：吃饭不能太多也不能太少；喝水不能过多；按照身体时钟节律按时上床，按时起床；③床上：在床上就要睡觉，不是为了读书、看电视或吃东西；如不能入睡先起床做些事情（如读书），等有睡意再上床睡觉；④醒来：睡醒马上起来，如再入睡，很有可能在一个睡眠周期的中间被惊醒。

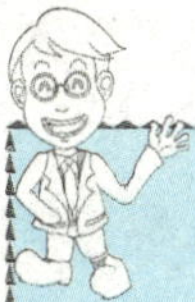

科学贴士

应着重帮助患者认识睡眠卫生不良在失眠的发生与发展中的影响，分析与寻找睡眠卫生不良产生的原因，并用科学的方法进行纠正，建立良好的睡眠卫生习惯。

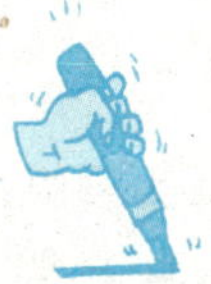

睡眠卫生好习惯　讲究卫生睡品质

卫生锦囊要牢记　生物钟忌咖啡因

精力充沛的秘密

——科学的睡眠卫生

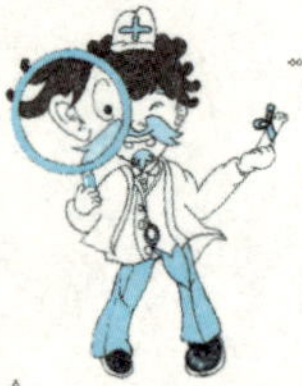

案例回放

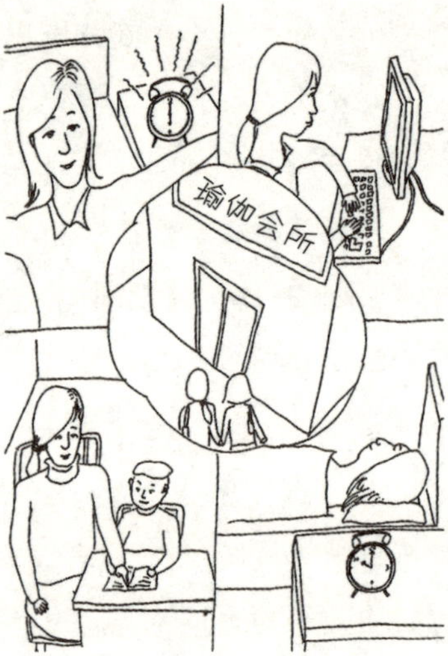

黄女士在一家外企工作。虽然平时工作很忙碌，但她却做到“私事绝不带到办公室，工作绝不带到家”，在工作上全神贯注，在家里完全放松。每天早晨按时起床、上班，下班后经常约同事到附近的瑜伽会所锻炼，以缓解白天的紧张情绪，晚上回家陪孩子做作业，看会书就定时睡觉。别人对她又好奇又羡慕，她每天工作那么忙碌，却永远精力充沛、活力四射。

在失眠人群中，或多或少都存在睡眠卫生不良。睡眠卫生不良既是引起失眠的原因，也常常是失眠患者为了改善失眠而采取的不适当行为的后果，从而形成恶性循环，使得一过性失眠或短暂性失眠演变为慢性失眠。因此，保持科学的睡眠卫生习惯可以使人们拥有高质量的睡眠，也可以使部分患者纠正已经存在的失眠问题。

黄女士善于规划自己的生活，拥有科学的睡眠卫生习惯，因此每天精力能够得到很好的调整。那么如何拥有一个科学的睡眠卫生习惯呢？

1. 保持有规律的作息制度，准时上床和起床。无论前晚何时入睡，次日都应准时起床。

2. 床铺应该舒适、干净、柔软度适中，卧室安静，光线与温度适宜。

3. 避免入睡前在床上阅读内容刺激的书刊、看电视等。

4. 每天入睡前有规则的运动有助于睡眠，如按摩、推拿、静坐等。但不应在傍晚以后做激烈运动，尤其是在睡前 2 小时，否则会影响睡眠。

5. 避免在傍晚以后喝酒、咖啡、茶及抽烟。如存在失眠，应避免在白天摄入含有咖啡因的饮料来提神。

6. 避免在睡前大吃大喝，但睡前喝一杯热牛奶及一些糖类饮料有助于睡眠。

7. 如果上床 20 分钟后仍然不能入睡，应起床做些单调无味的事情，等有睡意时再上床睡觉。

8. 睡不着时不要经常看时钟，也不要懊恼或有挫折感，应放松并确信自己最后一定能睡着。

9. 如果存在失眠，尽量不要午睡，如果实在想睡，最多小睡 30 分钟。

10. 尽量不要每天规律服用催眠药，如有需要，间断服用，原则上每星期不要超过 4 次。

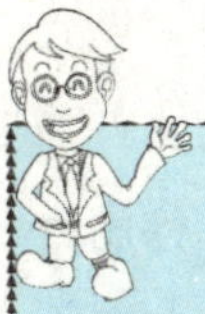

科学贴士

规划好自己的生活，拥有一个良好的睡眠卫生习惯可以使你精神饱满地迎接每一天。

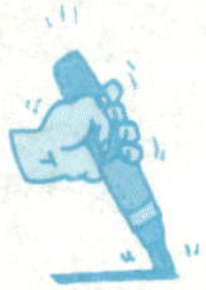

科学睡眠真是好　身强体壮效率高
凡事皆有章法依　打破规律增烦恼

睡眠能“透支”或“预支”吗

——走出睡眠认识的误区

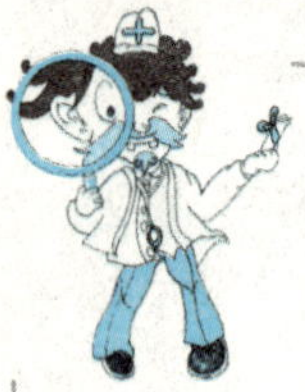

案例回放

春节七天长假，平时工作繁忙的郭女士全用在“恶补”睡眠上，可睡了好几天，她却感到反而工作时不能精力充沛。而公司里的王小姐也同样觉得以前工作压力大，整日加班加点一直没有睡好觉，处于睡眠“透支”状态，因此放假这几天也是在“补觉”，并且也想多睡点，为春节过后“预支”睡眠，这样上班后就可以少睡些，多接受些大项目，更好地展现自己的工作能力。可王小姐每次醒来反而觉得没有睡前清醒，精神萎靡，注意力也不集中。

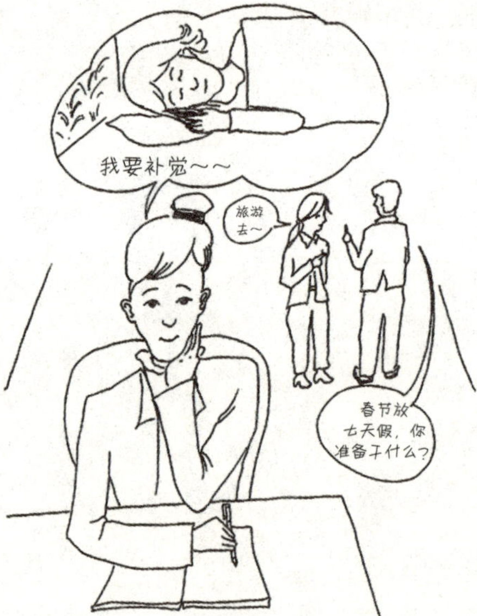

睡眠就像空气、阳光、水分一样，是人体不可缺少的营养，但有些人对睡眠认识存在着一些偏差，往往身陷误区，如经常认为睡眠越多越有益于健康、饮酒可以催眠、睡眠能储存和预支、催眠药可以常吃、体育锻炼对失眠只有好处等。如果让这些错误的认识指导着你的日常生活习惯，最终会导致失眠、早醒、入睡困难、疲倦乏力等睡眠障碍的发生，使你的生活质量降低。

正常人每天睡几个小时最好？到底睡多久算够？其实并没有所谓的“标准”，睡眠量就像食量，存在个体差异。历史上有每天只需睡3小时，在马背上也能小憩，随时醒来就能作战的拿破仑；也有每天都必须睡足8小时，天天得换上睡衣睡午觉才能运筹帷幄的丘吉尔；据说爱因斯坦一天要睡12小时以上，否则就无法全力投身于科学研究工作。这些只是个别极端的例子，正常人睡眠时间一般应维持7～8小时，但也不一定强求，应视个体差异而定。入睡快而睡眠深、一般无梦或少梦者，睡上6小时即可完全恢复精力；入睡慢而浅睡眠多、常多梦噩梦者，即使睡上10小时，仍难神清气爽，应通过各种治疗以获得有效睡眠，只是延长卧床时间对身体是有害的。

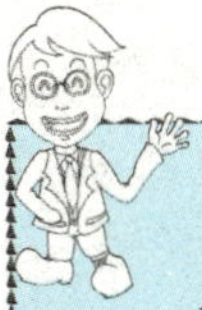

科学贴士

现在许多人都有“恶补”睡眠的习惯，要么是因为平时工作繁忙，希望利用周末或假期“恶补”；要么是在假期中玩得太疯、缺少睡眠，假期结束快上班的时候再“恶补”，或为之后的工作学习“透支”睡眠、恶补睡眠。这些都是不科学的，长此以往会给身体造成不良后果，生活中一定要养成良好的睡眠习惯才是关键。

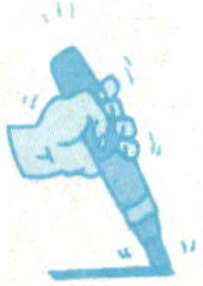

纠正睡眠观念　走出认识误区
生活讲究规律　不可透支恶补

我的失眠怎么办

——增强睡眠欲望的有效方法

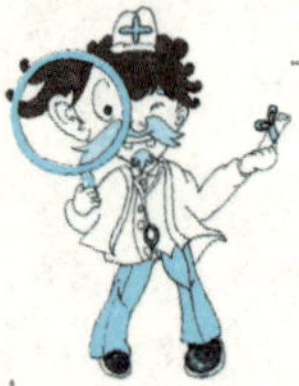

案例回放

近2周以来，张女士每晚到12点仍然无法入睡，她看到身边熟睡的丈夫鼾声四起，越加懊恼，曾一度怀疑是否自己得病了。她在丈夫的陪伴下来到医院看医生，医生经过仔细检查后告知张女士没有得病，张女士感到很欣慰，但一想到深夜无法像以往那样很好地入睡，她强烈要求医生给她开些帮助睡眠的药物。医生向张女士耐心地解释，不是所有的失眠患者都要服用催眠药，可以通过一些增强晚间睡眠欲望的方法来改善睡眠。

随着社会竞争的日益激烈，人们的工作、学习及生活节奏加快，精神压力增大，倒班制工作等，使得越来越多的人出现了失眠。任何催眠药物如果不能正确合理地使用，都可能带来不良的甚至是严重的后果。部分失眠患者其实可以通过非药物的方法来改善睡眠，如增强晚间睡眠欲望的方法。

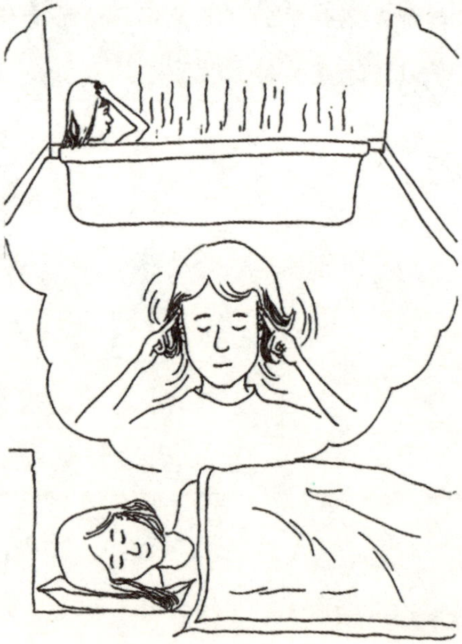

1. 避免午睡或白天小睡：白天小睡时间过长或过晚皆可减少夜晚睡意而难以入睡。需注意的是，对孩子而言，午后小睡并不影响夜晚的入睡，反而有助于保证在下午的清醒度和情绪稳定。此外，因为身体或心理问题引起的夜晚失眠也需通过白天小睡进行补充。

2. 尽量减少卧床时间：当睡眠效率低至80%以下时，应考虑减少卧床时间，以提高睡眠效率。随着睡眠效率的提高，再逐步延长卧床时间。

3. 白天运动、夜晚按摩：白天运动除可强健身体、促进心情的调整外，运动时体温上升还可促进夜晚的睡眠，特别是慢波睡眠。然而傍晚过后尤其是临近入睡时，应避免做剧烈运动，否则临睡前仍处于兴奋状态的肢体和高体温将有碍入睡。一般而言，睡前4小时内应停止剧烈运动。晚上则应用按摩或做柔软体操来帮助肌肉放松。

4. 睡前洗温水澡：睡前洗温水澡有助于入睡，但应避免水温过热或过冷。由于入睡时体温会逐渐降低，过热的水洗澡会使体温太高而不易入睡，而过冷的水温则有促醒作用。若想泡热水澡，则应提前至睡前2～3小时进行。

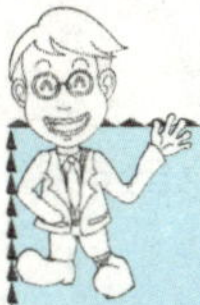

科学贴士

人的一生中有大约三分之一的时间是在睡眠中度过的。良好睡眠可调节生理动能，恢复大脑的疲劳，维持神经系统的平衡，是生命中重要的一环。

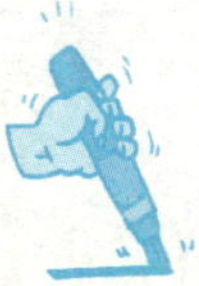

睡前温水洗澡　适当运动即好
卧床时间减少　睡眠质量提高

饮食对睡眠的作用

——促睡眠物质的作用

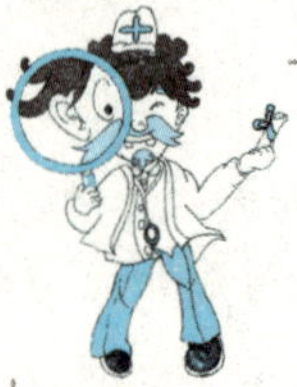

案例回放

张护士平时工作繁忙、压力大，而且频繁倒班、加班，因此搅乱了正常的睡眠规律，常常感到身体极度疲惫和心理高度紧张，常出现精力不足、头晕眼花、腰酸背痛、神经衰弱等症状。这导致她工作情绪低落、效率低下。夜里虽然感到疲倦不堪，但躺在床上却睡不着，出现了焦虑、恐惧和烦恼等情绪障碍，整天忧心忡忡、闷闷不乐。2个月前她去看中医科，医生建议她采用食疗促进睡眠。她听取了医生的建议，经常吃一些促进睡眠的食物。经过一段时间的调理，张护士感觉睡眠质量大大提高。

饮食对人体有调补、营养和治疗的作用，失眠者若合理膳食可帮助解除睡眠障碍的困扰。下面我们就来列举一些日常生活中常见的促进睡眠的食物。

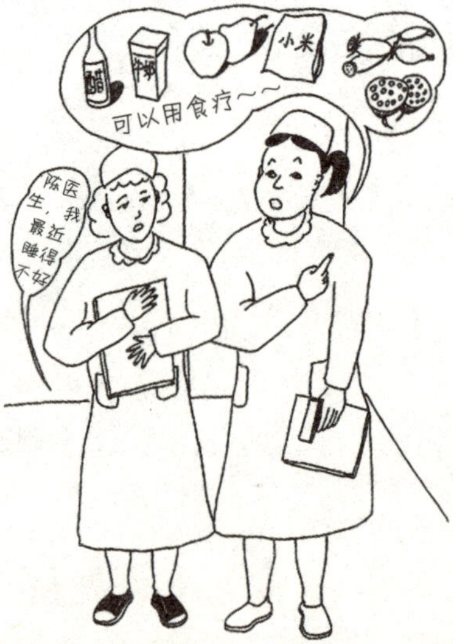
醋
牛奶
小米
可以用食疗～～
陈医生，我最近睡得不好

1. 食醋：有些人长途旅行后，劳累过度，夜难安睡，可用一汤匙食醋兑入温开水中慢服，饮后静心闭目，不久便会入睡。

2. 糖水：若因烦躁发怒而难以入睡，可饮一杯糖水。因为糖水在体内可转化为大量血清素，此物质进入大脑，可使大脑皮质抑制而易入睡。

3. 牛奶：牛奶中色氨酸是人体八种必需的氨基酸之一，它不仅有抑制大脑兴奋的作用，还有能使人产生疲倦感觉的作用。一杯牛奶中的色氨酸含量足够起到使人安眠的作用，较快地进入梦乡。

4. 水果：过度疲劳而失眠的人，临睡前吃苹果、香蕉等水果，可抗肌肉疲劳；若把橘橙一类的水果放在枕边，其香味也能促进睡眠。

5. 面包：当你失眠的时候，吃一点面包，能使你平静下来，助你入眠。

6. 小米：小米除含有丰富的营养成分外，小米中色氨酸含量为谷类之首。中医认为，它具有健脾、和胃、安眠等功效。食法：取小米适量，加水煮粥，晚餐食用或睡前食用，可起安眠之效。

7. 鲜藕：藕中含有大量的糖类及丰富的钙、磷、铁和多种维生素，具有清热、养血、除烦等功效。可治血虚失眠。食法：取鲜藕以小火煨烂，切片后加适量蜂蜜，可随意食用，有安神入睡之功效。

8. 葵花籽：葵花籽富含蛋白质、糖类、多种维生素和氨基酸及不饱和脂肪酸等，具有平肝、养血、降低血压和胆固醇等功效。每晚嗑一把葵花籽，有安眠功效。

9. 莲子：莲子清香可口，具有补心益脾、养血安神等功效。近年来，生物学家经过试验证实，莲子中含有的莲子碱、芳香苷等成分有镇静作用，食用后可促进胰腺分泌胰岛素，进而可增加5-羟色胺的供给量，故能使人入睡。每晚睡前服用糖水煮莲子会有良好的助眠作用。

10. 大枣：大枣味甘，含糖类、蛋白质、维生素C、有机酸、黏液质、钙、磷、铁等，有补脾、安神的功效。每晚用大枣30～60g加水适量煮食，有助于入眠。

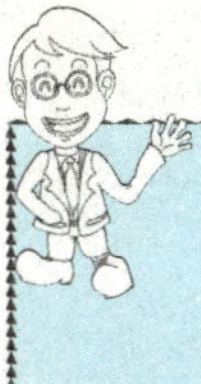

科学贴士

饮食对人体有调补、营养和治疗的作用，失眠患者合理膳食可帮助解除睡眠障碍的困扰。

睡眠质量难保　营养物质助疗
小米莲子大枣　醋糖奶藕水果
作用个个重要　食用方法记牢

环境与睡眠

——营造舒适的睡眠环境

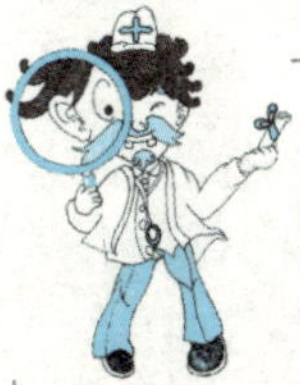

案例回放

小张正在读大二，他不太习惯宿舍的床，尤其是宿舍里嘈杂的环境，更是让他无法入眠。同学们经常吵到深夜一两点才安静，刚开始的时候他还能勉强入睡，但久而久之，他开始失眠，晚上无法入睡，脑子总是胡思乱想，明明感觉到很困，可就是睡不着。最近白天总感觉疲乏无力、精神不振，而且脾气很烦躁，时有自暴自弃的表现。

人是有主观能动性的，为了保证健康、高效率、高质量的睡眠，调整心态、保证一定的环境条件尤为重要，它包括自身的心理环境和外界的环境条件。睡眠障碍的产生与环境因素有着密切的关系。人们受到各种环境因素的干扰可引起入睡困难、易醒或觉醒次数增多等。

常见的引起睡眠障碍的环境因素包括噪声、卧室的光线过于明亮、室温过高或过低、同床人的鼾声或频繁的翻身等。小张由于改变了睡眠环境，导致睡眠质量下降，白天精神不济，身心健康也受到影响。因此，保持良好的心理环境、营造舒适的卧室环境对睡眠十分重要。

1. 营造有利于舒适睡眠的心理环境。心理的准备和心态的调整要把握“松、静、稳、平”4个字。

松：就是轻松的心态。睡前保持一种轻松的心态，尤其要注意如果脑海中还在思考问题，应处理完再上床，不让床铺成为解决问题的场所。因为在床上思考会使人兴奋，不能有效地放松，从而影响睡眠。可做一些柔和的体操，待放松后再上床睡觉。

静：就是安静的心态。把种种兴奋、激动，甚至烦躁的心情拒之门外，或将其化解为平静的心态。为此，入睡前应避免与人开展激烈的争论，或进行容易诱发激动或兴奋、不安的谈话，不做剧烈的运动，保持安静的心态。

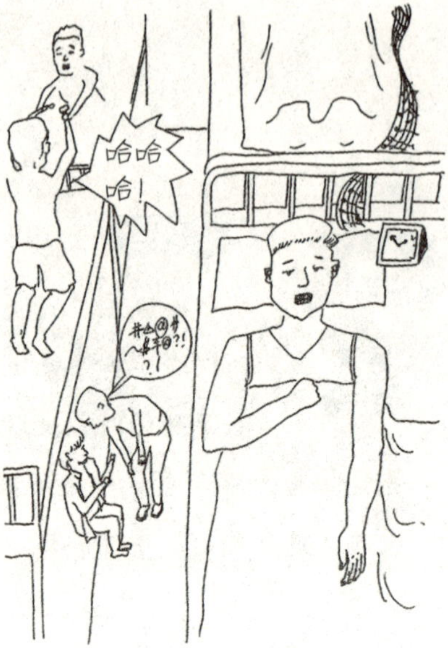

稳：就是稳定的心态。要把杂乱的心情、起伏不平的思潮和情绪化解，逐渐平复为稳定的心境。要做到这一点，就要从晚上起，远离困扰人心的杂务和伤脑筋的事情，抛开工作和生活中的各种难题，所有令人急躁、烦躁的事情都应抛诸脑后，留到明天再说，今夜是要以平稳的心情进入梦乡。

平：就是平常的和平衡的心态。避免大喜大怒、大忧大愁、大恐大惊。轻松而平常的心态有利于保持良好的睡眠，而紧张、焦虑、恐惧、忧愁等负面心态则常常干扰正常的睡眠。据统计，睡眠欠佳甚至失眠的情况有50%是由心情或心理上的问题引起的，要想得到良好的睡眠，就要从调整心态做起，否则即使你躺在床上、闭上眼睛，仍然会心猿意马，杂念不断，无法入眠。

2. 营造合适的卧室环境对睡眠的影响

光线：一般人习惯了在黑夜中睡觉，关掉房灯，用布帘遮住室外映照进来的光线；或者只留一暗淡的床脚灯或边角灯。亮着灯睡觉会使人延长入睡时间，而且较难进入深睡阶段，并在睡眠中容易产生醒觉。

声响：安静无噪声的环境会使人平静，容易入睡；相反，如果卧室受到噪声干扰，则难以安眠。实验证明，噪声的音量超过35dB（分贝）就会使人难以入睡；达到40dB就能使5%睡着的人惊醒；而70dB的噪声能把30%熟睡的人惊醒。为了保持卧室的安静，有条件的人可“择静而居”，住处要选择在安静的地区，远离噪声污染。窗户可用双层玻璃隔音，或用厚窗帘挡音。

温度和湿度：卧室温度不宜过于闷热，室温在 20 ~ 22℃，湿度为 50% ~ 60%。一般来说，在凉快的卧室环境下较易入睡且睡眠质量较好，如觉得太凉可加被褥或穿着适宜的睡衣。

空气：临睡前应开窗片刻通通风，去除卧室内的闷气、浊气，保持清新，无不良气味，否则会扰人安睡。另外，还可在卧室内放置合欢花、菊花、肉豆蔻等植物，它们的香味有镇静和松弛作用，而薄荷、樟脑、柠檬、玫瑰花等的香味则易使人兴奋，不宜选用。

床具：包括床褥、被褥、枕头，甚至床本身，与睡眠的质量更有直接关系，是健康睡眠的重要条件。床铺的宽度，单人床以 70 厘米以上为好。睡床以一边床头靠墙，两侧留出通道为好，这不仅有利于下床、上床，还使人有宽敞感，显得空气流通些。被褥要柔软、轻松、保暖、干燥与清洁；睡衣宜宽大，床单、枕套、蚊帐等常洗晒。

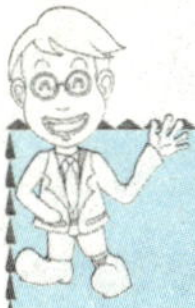

科学贴士

心态和环境决定睡眠的质量，重视调整自己的心态，努力改变客观的、不合适的环境，创造适宜于健康睡眠的环境条件，另外保持卧室、卧具的清洁，床下不堆积杂物，以免藏污纳垢，招致蚊虫鼠虱的繁殖与滋生，干扰睡眠。

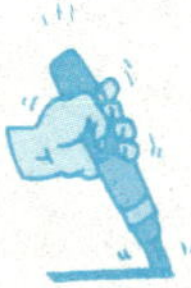

心理环境很重要　松静稳平要记牢
卧室环境不能忘　灯光温度和床褥

睡眠时间不能决定睡眠质量

——睡眠的个体差异

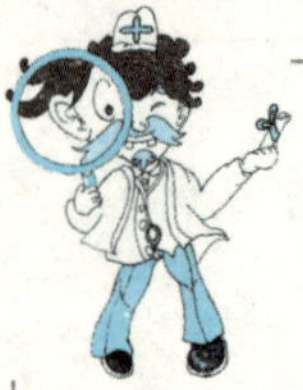

案例回放

李大爷总觉得近些年随着年龄的增长，睡眠越来越少了，有时一晚上只能睡 5 个小时，然后就得眼睁睁地等到天亮。为了能睡个好觉，李大爷试过很多办法，都没有效果。他想吃催眠药，又担心有副作用。李大爷常常犯愁，自己的“失眠”到底该咋办？他缠着儿子带他去看病。医生解释说，李大爷睡眠时间少不是得了病，而是因为年龄引起的，李大爷终于放心了。

睡眠的好坏并不完全取决于睡眠的时间，而是要看睡眠的质量，也就是整个睡眠中深睡眠时间的长短。老年人睡眠模式会发生改变，表现为入睡和觉醒时间延长、睡眠中出现多次短暂的觉醒、早醒早睡；也可表现为睡眠时间在昼夜之间重新分配，夜间睡眠减少，白天瞌睡增多，经常小睡等。这提示老年人获得深睡眠和长时间持续睡眠的能力下降，而不是睡眠需要量减少。老年人一天睡够 4 ~ 5 小时，第二天能精神饱满，就完全没有必要担心失眠的问题。

研究证实，正常的睡眠需要量差异很大，并且随着年龄的增加而减少。青壮年一夜睡 7 ~ 9 小时，幼儿、少年增加 1 ~ 3 小时，老年人减少 1 ~ 3 小时。人最佳睡眠时间应是晚上 10 点至清晨 6 点，老年人稍提前为晚上 9 点至清晨 5 点，儿童为晚上 8 点至清晨 6 点。

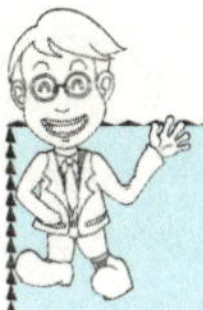

科学贴士

睡眠的好与坏不能简单地以睡眠时间的长短来衡量，而是以是否消除了疲劳、精力是否充沛来评判。

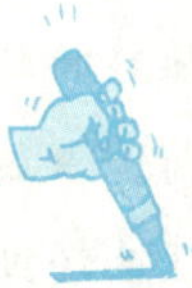

睡长睡短有差异　不必担忧不必慌
不论时间长与短　精力充沛是关键

失眠的行为治疗

——睡眠限制疗法

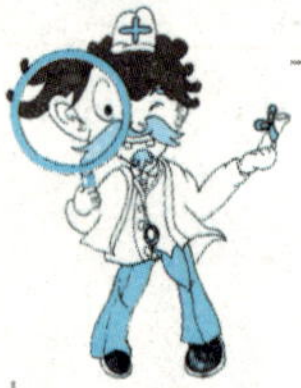

案例回放

45岁的王先生在一家外企工作，长期患有失眠症，主要表现为夜间醒后很难入睡或断断续续、似睡非睡到早上。到医院检查并无其他疾病，也自行服过一些助眠药，但效果不好，次日晨起床后仍觉得头脑混沌、不清醒、注意力不集中。医生经过量表测评发现王先生存在焦虑，表现为高度生理性觉醒，于是建议王先生采用睡眠限制疗法进行治疗。

睡眠限制疗法是一种被广泛采用的行为疗法，主要应用于慢性心理生理性失眠。它是由美国纽约州立大学睡眠研究中心主任史比曼发明的。通过缩短卧床时间（但不少于5小时），使患者对睡眠的欲望增加，白天不能小睡或午睡，使其在晚上容易入睡，从而减少失眠者花在床上的非睡眠时间，以疲倦代替失眠的焦虑，提高睡眠效率。睡眠限制疗法对于那些长期失眠但没有明显躯体疾病的患者，常能取得较好的效果。

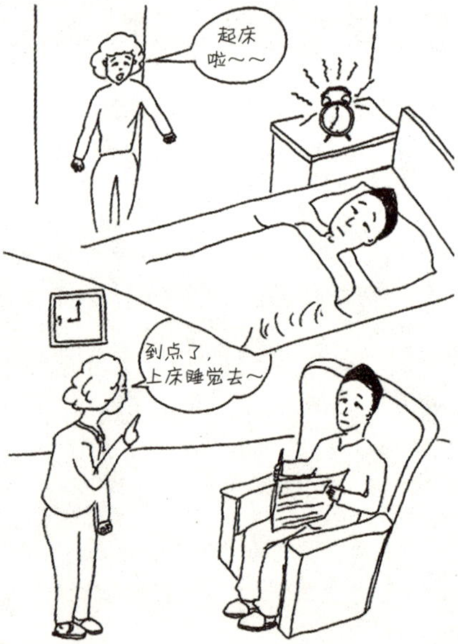

王先生的失眠经药物治疗后效果不明显，且存在一定的焦虑，应采用睡眠限制疗法的行为干预治疗。方法为：先让王先生自己计算一下每晚睡几个小时，然后就按这个数值规定上床时间。如果患者计算每天只能睡4个多小时，那么就规定自己夜间1点上床，清晨5点起床。即使夜间睡得不好，到时候也必须起床，不得恋床，白天不得午睡。数天后，当躺在床上就可以睡眠时，再把卧床时间提前半小时，就这样逐步增加直至达到正常睡眠时间而固定下来。采用这种疗法要有毅力，必须认真坚持，否则会前功尽弃。

睡眠限制疗法包括以下五个步骤：

①先做一周的睡眠日记，包括几点上床、几点睡着、几点醒等。

②根据日记计算出该周每晚平均的睡眠时间和睡眠效率（睡眠效率为睡着时间占全部躺在床上时间的百分比）。例如一个人每晚卧床8小时里只睡着4小时，睡眠时间即为4小时，睡眠效率为50%。

③以上周平均每晚睡眠时间作为本周每晚可躺在床上的时间，但要固定起床时间，且卧床的时间不能少于4小时。

④如果本周平均每晚的睡眠效率达到90%以上，则下周可提早15～30分钟上床；如果睡眠效率在80%～90%，则下周维持原来时间；如睡眠效率低于80%，则下周上床时间要推迟15～30分钟。

⑤根据上述原则，通过周期性调整卧床时间，直至达到足够的睡眠时间。

必须注意的是，不管什么时候上床，不论是否困倦，每天都必须同一时间起床，而且不要在白天打盹。这种治疗方法简便易行，值得尝试。但也需要有耐心，要坚持做睡眠日记，严格按自己的睡眠效率调整睡眠时间。

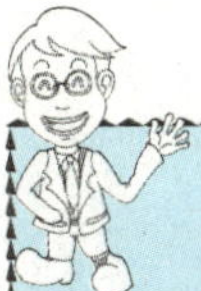

科学贴士

睡眠限制疗法是设计一套个性化的睡眠和觉醒程序。这个程序是建立在对睡眠时间的估计上来进行调整，在床上的平均时间被限制，造成了一个轻度的睡眠剥夺，以提高睡眠效率。

睡眠不足真难熬　无力工作吃不消
算足时间定时起　限制疗法不宜迟

失眠患者自我心理调适有效吗

——自我心理减压治疗

案例回放

秦女士自从医院退休后就在家做起了家庭主妇。每当丈夫及孩子下班回家时，她立即把可口的饭菜端上，可一吃完饭就都自顾忙自己的事了，把秦女士忘在了一边。秦女士越来越苦闷，现在丈夫的事业成功了，孩子也长大成人了，她却变成了多余的人。秦女士越是得不到理解，心里就越发烦躁。渐渐秦女士像是变了个人，经常牢骚满腹，无端发脾气，夜里失眠，辗转反侧，难以入睡。

过大的心理压力常会导致一些不良的情绪反应，如愤怒、恐惧、抑郁、焦虑等。而如何通过自我调节方式有效地应对这些压力，尽量减少压力对心理、生理活动的不良影响的方法即为目前较为倡导的自我心理减压法，包括深呼吸训练、稳定情绪法、想象放松法、习惯调整法、寻找社会支持、参加娱乐活动等。

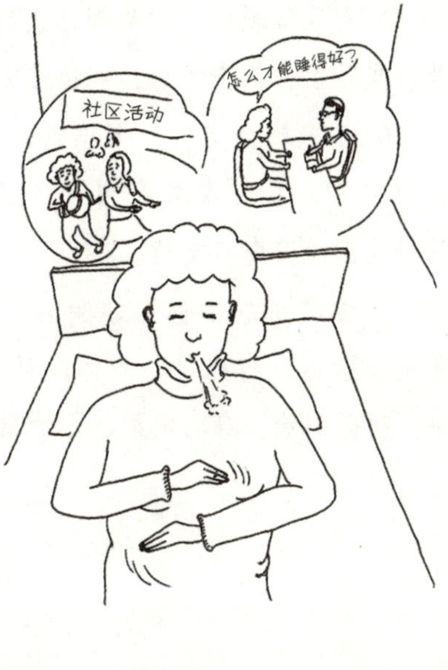

秦女士正处于更年期，此期最易伴发失眠症。这是由于大脑皮质内的抑制过程减弱，卵巢雌激素分泌逐渐减少及垂体促性腺激素增多，以致体内内分泌及自主神经功能紊乱，因而产生精神神经症状，除失眠、多梦以外，还常有多愁忧虑、抑郁状态、易激惹、悲观失望或焦虑不安等。秦女士就是由于思虑过度、心理压力大造成了失眠，可以通过改变生活方式，比如参加一些美容美发、烹饪、电脑、舞蹈学习班或户外活动等，分散其注意力来多接受外界的新鲜事物刺激。因此，中年女性给自己减压的最好方式就是让生活充实起来，这样才能避免心理疾病及失眠的困扰。失眠患者常见的自我心理减压法有：

1. 深呼吸训练：当由于心理压力过大而紧张、焦虑时，做几次深呼吸，可使身心得到一定程度的放松。

2. 稳定情绪法：失眠多由于情绪不稳定所致，而稳定情绪法关键是提高抵御干扰的能力，保持情绪稳定，因此可以通过培养自己的高尚情趣，转移到对某项学术技艺的专注，或采取交谈、运动的形式宣泄出来，争取在睡觉前实现心理平衡、心情平静。

3. 想象放松法：当入睡困难时，可采取本人安睡的习惯姿势，并作美好舒适的想象，如在海滨的松软沙滩上沐浴着温暖的日光，想象的同时全身放松，呼吸缓缓地加深，很快即可安睡。

4. 习惯调整法：性格内向者大多思虑过度，睡眠障碍发病率也较高，特别是老年人。这类老年人要养成良好的思维习惯，不去思考那些无须多虑的问题，过多的担心大可不必。

5. 自我催眠法：如坐禅法、瑜伽修行法、渐进松弛法等，这些方法的共同要点是自我暗示、集中意念、调整呼吸与身体放松。

6. 寻求社会支持：把烦恼、郁结、牢骚、忧虑对同学、好友或家人倾诉，宣泄自己的压力，获得他们的安慰与支持。

7. 适度参加活动：如骑自行车、跳健身舞、慢跑、游泳、打球等。人体运动后常感到情绪愉快、疲劳消除、身心放松、压力减轻、睡眠改善。

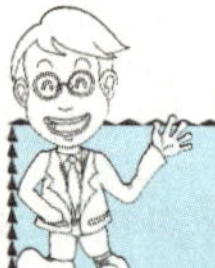

科学贴士

积极正确的减压方法可帮助失眠患者释放压力或缓解压力，保持身心健康，纠正失眠，改善夜间睡眠质量。

工作生活有压力　正确理解不必烦
自我减压促身心　改善睡眠保健康

打盹的意义不可小觑

——打盹的益处

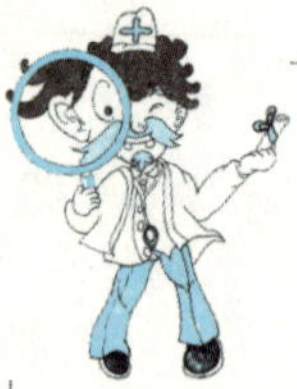

案例回放

小王在某公司办公室工作，她忙完上午的工作后，总习惯在午餐后打个盹，尤其是炎热的夏天，这样下午工作时她会感到精神抖擞。而此时其他同事们却喜欢在午饭后打牌解闷，对她每天中午雷打不动的小睡习惯不能理解。

打盹，即小睡，常指坐着或靠着断续地入睡。其实打盹不是睡眠缺乏，而是人体生理功能随着自然气候变化而发生的一种生理现象。现代社会，人们的压力越来越大，透支睡眠已成为一种都市流行病。因此，打盹是长时间连续工作的情况下补充精力的一种有效方法，有益人体健康，是健康人满足正常生理需要的一种方法。

夏季由于气温升高，人们的皮肤血管和毛孔扩张，血管口径随之变大，皮肤的血流量大大增加，供应大脑的血流量相对减少，大脑自动进行保护性调整而降低兴奋性，人们就可因脑组织的自我抑制而产生睡意。另外，夏天人体的新陈代谢加快，耗氧量增加，大脑一时无法调节对氧的依赖性，结果人体功能因暂时不能适应环境而感到疲倦困乏。因此，炎热的夏季，在午后 1 ~ 3 点打个盹，每次 10 ~ 15 分钟，对人体缓解疲乏、提高工作效率有着十分重要的作用。那么如何科学地打盹到一个比较高的境界呢？

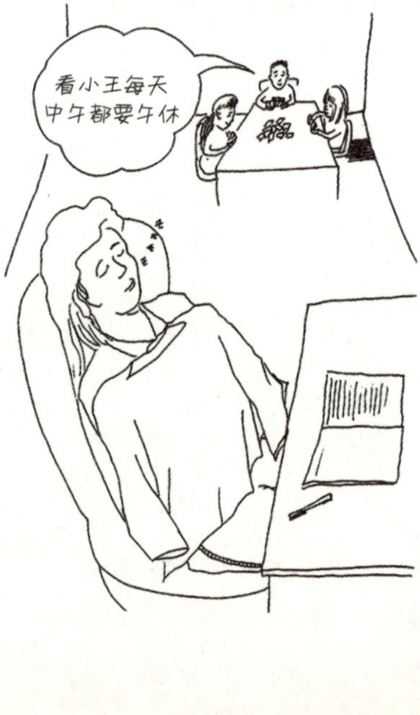

1. 首先要认识到打盹并不是懒惰，而会让你更加高效而且机敏。

2. 试着在午餐后打盹，生物钟让人在下午更容易进入深度（慢波）睡眠。

3. 在你打盹前的一两个小时内避免饮用大量咖啡或摄入高脂高糖的食物，它们会消除人的睡意；相反，可食用促进睡眠的高钙、高蛋白的食物。

4. 找一个安静的地方打盹，远离嘈杂环境的干扰。

5. 试着让你打盹的地方光线昏暗，或者戴上眼罩。黑暗会刺激产生褪黑激素，它是一种诱导睡眠的荷尔蒙。

6. 记住睡觉时体温会下降，要提高室温或盖被子。

7. 当你放松下来准备睡觉时，定好闹钟来获得想要的持续时间。

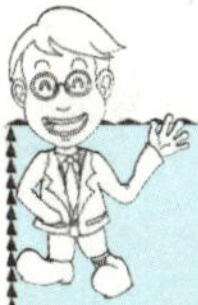

科学贴士

经过了一上午的工作和学习，人体能量消耗较多，午饭后小睡一会儿能够有效补偿人体脑力、体力方面的消耗，对于健康是大有裨益的。

紧张一天快节奏　适当放松好处多

午后打盹加油站　保健提神效率高

第六篇　睡眠障碍的药物治疗

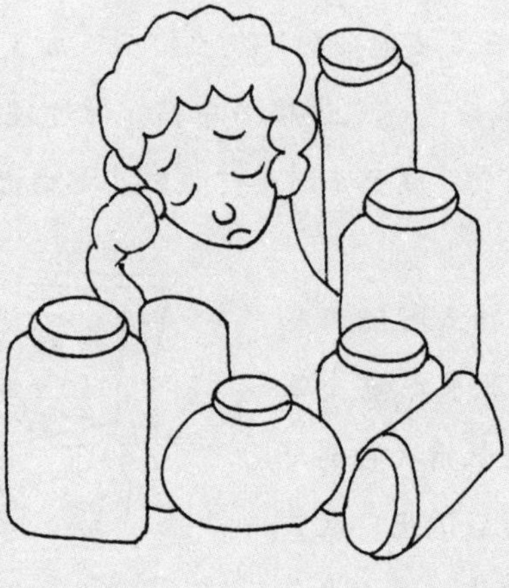

吃催眠药会上瘾吗

——镇静催眠药的作用机制

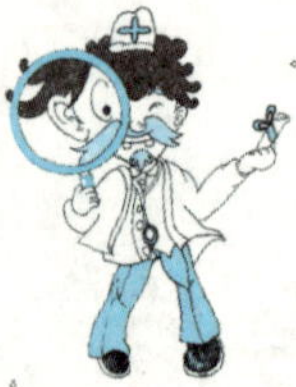

案例回放

李老太太是一位退休教师，她和老伴都患有失眠症多年，大多数夜晚都是这样度过的：二老晚上9点钟关了电视，洗漱完毕，上床开始看报纸到10点钟，然后关灯，大眼瞪小眼地期待睡眠的来临。两人常常互相打趣，比赛看谁先睡着，常常是老先生先睡着，老太太很晚才能入睡，而且一直睡得迷迷糊糊，一点声音就会惊醒，甚至每隔一段时间就有彻夜不眠的现象发生。她总是抱怨从早到晚觉得都头晕、疲惫不堪，经常会头痛发作。“我真是没日没夜地苦啊！怎么办呢？我天天晚上喝牛奶，喝酸枣仁汤，吃过百合、珍珠粉，也吃过很多中药，做过理疗，就是睡不着！可我真是不敢吃（安眠）药啊。隔壁王阿婆吃催眠药都脑出血了，你叫我怎么敢吃啊！”

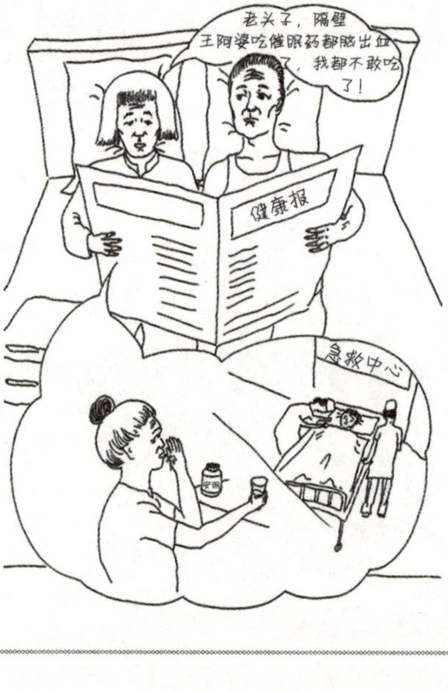

原来，隔壁67岁的王阿婆自从生下3个孩子后就落下了严重失眠的毛病，最近十多年失眠情况特别严重，她每晚都把催眠药当饭吃。这些年来也没怎么去医院看病，她认为自己是“久病成良医”吧，疗效不好时就多服半粒。她还特爱向病友打听有没有什么好的催眠药，一旦打听到了，就催着子女买药尝试。三个子女挺孝顺的，就定期买药给她。不知不觉，她每晚的服药剂量越来越大，而且种类混杂。第二天早上也睡不醒，醒来后全身无力。就在一周前，王阿婆一天晚上起夜，腿没力气摔倒在地，头重重地撞到水泥地上，顿时不省人事。家人赶紧将王阿婆送到医院，经诊断为大面积脑出血。

李老太太真是左右为难呀，究竟失眠患者该不该服催眠药呢？

镇静催眠药是十分有效的帮助入睡和改善睡眠的药物，且多数镇静催眠药不属于精神类药品，所以安全性较高。镇静催眠药是一类对中枢神经系统具有抑制作用的药物，其作用机制在于选择性抑制脑干促进觉醒系统——网状上行激动系统，降低大脑皮质的兴奋性，从而发挥镇静和催眠作用。镇静作用和催眠作用之间并没有明显界限，只是在药物使用剂量方面有所差别。小剂量的催眠药具有镇静效果，能使人安静下来；较大剂量时可诱导入睡、延长睡眠时间，表现出催眠作用。

当然，这类药物在服药后会有些许“不舒适”，其程度取决于不同药物的药理作用特点，并存在个体差异。许多具有长效作用的镇静催眠药有“宿醉效应”，即在服用催眠药后的次日早晨醒后，会感到头晕、疲劳等症状，更换短效药物后宿醉效应可消失；又如，有些患者服用某种催眠药后出现“早醒”症状，更换长效药物后则可改善。由于人体对镇静催眠药均易发生耐受性和依赖性，故目前国内外睡眠医学专家常常推荐患者采用“按需服用”催眠药的原则。医生应根据患者的不同体质、对睡眠的不同要求，帮助患者选择恰当的治疗药物。如果较长时间仍然需要药物才能维持睡眠，应避免长期服用同一种催眠药物，以免产生药物耐受性（指需要不断增加药物剂量才能达到原有

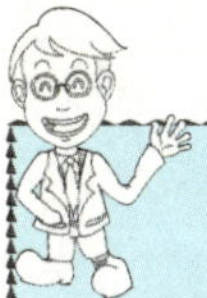

科学贴士

李老太太和王阿婆的故事经常在失眠患者身上上演，拒绝服药和随意服药都不能给患者带来好处。对于慢性失眠患者，医生首先要帮助患者消除心理负担，其次要求患者遵医嘱服用催眠药并定期门诊随访。

的效果）和依赖性（即成瘾性）。可以指导患者选择几种有效的药物交替使用，尽可能做到最优化的治疗方案。必要时重新进行睡眠原因的评估并调整治疗策略。

在医生的指导下常规服用催眠药是非常安全的。然而，过量使用镇静催眠药可引起急性中毒，出现不同程度的呼吸抑制，严重者甚至会死亡。

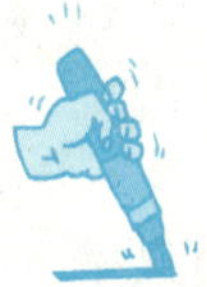

催眠药物非毒药　选药剂量有讲究
小量安静大量睡　服药过量性命忧
长效短效和新药　因人而异慎选择
预防耐药和成瘾　定期随访保安全

催眠药的分类

——常用的镇静催眠药有哪些

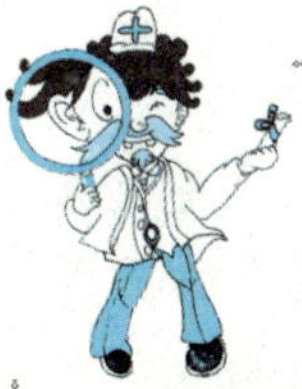

案例回放

1962年8月5日清晨，在玛丽莲·梦露加利福尼亚洛杉矶刚购置的公寓中，女管家发现卧室的灯还亮着，而梦露躺在床上已停止了呼吸。她的私人医生断定她死于凌晨3点40分。洛杉矶的验尸官后来说，她的死亡是因为“过量用药，是急性巴比妥酸盐中毒”。

尽管对梦露的离奇死亡有许多猜测，但急性巴比妥酸盐中毒可能是直接凶手。药理学家都明白巴比妥类药物的致命缺陷：治疗剂量和中毒剂量很接近，且容易成瘾和耐药。不久，另外一种新的催眠药——地西泮便问世了，此后巴比妥类催眠药便不再应用于临床。

早在20世纪前，就陆续有能够帮助睡眠的催眠药问世。比如，1860年的水合氯醛，1870年的溴化剂，1880年的副醛，1900年的巴比妥类。随着医药工业的发展，不断有新的催眠药物问世：1955年第一个苯二氮䓬类（氯氮䓬）药物问世。1962年我们最为熟悉的地西泮问世。此后这类药物迅猛发展，不断地有新型苯二氮䓬类药物问世。20世纪90年代起，药理学家研发出作用靶点更精准的非苯二氮䓬类新型镇静催眠药，主要包括唑吡坦、佐匹克隆和扎来普隆。此外，还有一些其他结构的镇静催眠药，如褪黑素及其受体激动剂（雷美替胺等）。

目前，临床常用的镇静催眠药分为四大类：

1. 苯二氮䓬类药物（即安定类镇静催眠药）：属于第二代镇静催眠药。该类药物口服吸收良好。根据半衰期长短不同，可分为短、中和长半衰期三种，主要包括三唑仑、地西泮、艾司唑仑、阿普唑仑、劳拉西泮、氯硝西泮等。该类药物对内脏毒性低、使用安全，是当前用于治疗失眠的最常用药物。苯二氮䓬类药物各有特点，如三唑仑吸收快、起效快、无蓄积、无后遗作用，但缺点是半衰期短、睡眠维持时间短，易产生依赖性及停药后的反跳性失眠。氯硝西泮因半衰期较长，其活性代谢产物半衰期长达47～100小时，故易蓄积，后遗作用明显。

2. 巴比妥类：巴比妥类为最早使用的镇静催眠药，也称为第一代镇静催眠药，可显著缩短睡眠潜伏期、增加慢波睡眠、延长总睡眠时间。但该类药的不良反应较多，服药次日清晨可出现头晕、困倦、精神不振等宿醉效应；反复使用可产生耐受性、依赖性；突然停药可出现反跳性失眠、快波睡眠延长，引起噩梦连绵，同时可出现焦虑、精神不振等戒断症状；中等剂量即可抑制呼吸功能。以催眠为治疗目的时，该类药物近年来已基本被苯二氮䓬类药物所取代。

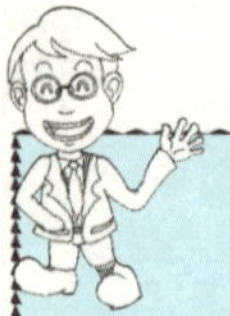

科学贴士

目前常用的镇静催眠药包括苯二氮䓬类和作用靶点更精准的非苯二氮䓬类药物等。非苯二氮䓬类药物由于其作用维持时间恰当、副作用少、安全性高，已经成为临床最常用的催眠药物。

3. 新一代的催眠药：也称为第三代镇静催眠药。主要包括唑吡坦、佐匹克隆、右佐匹克隆、扎来普隆。它们的作用机制是通过增加γ-氨基丁酸（GABA）的传递，抑制神经元激动而产生药理作用。这一类药物由于半衰期短，可迅速被吸收，不产生蓄积，后遗作用相对少，对白天的影响微弱。此类药物的疗效好、安全性高，基本不改变正常的生理睡眠结构，不易产生耐受性和依赖性。

4. 其他：水合氯醛虽然是最早问世的催眠药物，但由于是液体制剂，口服后吸收迅速，起效快。目前仍常用于对儿童或不合作者进行某些特殊检查（如脑电图、磁共振等检查）时的快速催眠。

催眠药物真不少　分门别类好记牢
安定分短中长效　作用不同功奇妙
新型镇静催眠药　最佳靶点最佳效
水合氯醛起效快　特殊检查防哭闹

不同催眠药之间有什么区别

——催眠药对睡眠结构的影响

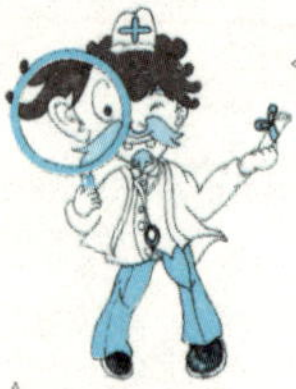

案例回放

王女士由于近期家庭经历诸多变故，情绪低落，常常茶饭不思，做什么事情都觉得失去了意义。夜间睡眠更是出现了问题，不是睡不着就是很容易惊醒，即使睡着了也是很早就醒来，再无睡意。医生诊断王女士患了抑郁症，给她开了一些口服抗抑郁药，同时还开了一些帮助睡眠的催眠药物。王女士服用了催眠药后虽然能够睡着了，但是感觉一直在做梦，醒来后非常疲劳；后经医生调整药物后，情况才得到改善。同样是催眠药物，为什么对王女士睡眠的影响却如此不同呢？

多导睡眠图检查能够清晰地反映人类的睡眠结构变化。根据多导睡眠图可将夜间睡眠分为慢波睡眠期和快波睡眠期。正常成人入睡后首先进入慢波睡眠期：由浅入深，依次进入思睡期、浅睡期、中度和深度睡眠期（熟睡期），然后即进入快波睡眠期。由于快波睡眠通常伴有梦境，所以也称为梦境睡眠。一般而言，慢波睡眠有利于体力的恢复，快波睡眠则有利于脑力的恢复。在整夜睡眠中，慢波睡眠和快波睡眠以 90 ~ 120 分钟的节律交替出现，每晚经历 4 ~ 6 个慢波睡眠 - 快波睡眠周期。各期睡眠结构的周期性交替出现协同促进人体的生长发育，调节神经 - 内分泌 - 免疫功能，使人体的内环境趋于稳定。而绝大多数失眠患者睡眠结构是以睡眠效率下降、思睡期和浅睡期比例增高、

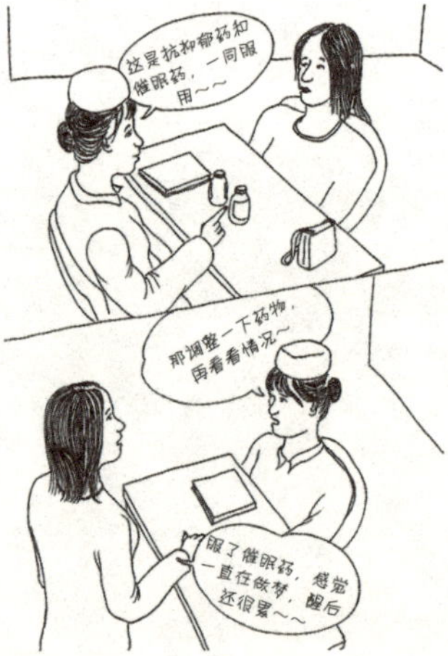
这是抗抑郁药和催眠药，一同服用~~
服了催眠药，一直在做梦，感觉醒后还很累~~
那调整一下药物，再看看情况~

慢波睡眠和快波睡眠所占时间比例降低为特点的。

对多导睡眠图的研究发现，不同的镇静催眠药对睡眠结构具有不同的影响。经典苯二氮䓬类药物如地西泮、艾司唑仑、氯硝西泮等主要通过缩短睡眠潜伏期、减少夜眠中觉醒次数、推迟觉醒时间，从而达到延长总睡眠时间的目的。在所延长的睡眠时间中，主要是增加了富含睡眠纺锤波的慢波睡眠第 2 期，而深睡眠期并不增加甚至略有减少；与经典苯二氮䓬类类似，新型非苯二氮䓬类药物如唑吡坦（思诺思）、佐匹克隆等也可以减少慢波睡眠时间，增加睡眠纺锤波和快波睡眠活动；巴比妥类可缩短睡眠潜伏期，增加慢波睡眠中的深睡眠时间，延长总睡眠时间。

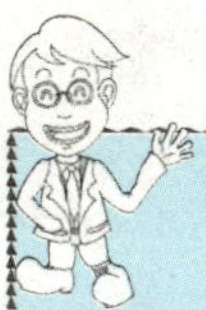

科学贴士

根据多导睡眠图的检测结果来选择催眠药会更有针对性，使睡眠更舒适。

近年来，抗抑郁药也常常用于治疗失眠，其中有镇静作用的三环类抗抑郁药可以缩短睡眠潜伏期，减少睡眠觉醒次数以及提高睡眠效率；多塞平和阿米替林可以减少快波睡眠时间，曲米帕明对快波睡眠则几乎没有影响；与苯二氮䓬类药物和其他有镇静作用的抗抑郁药略有不同，曲唑酮能延长慢波睡眠时间，对快波睡眠几乎不产生影响，并且可能改善服药者的主观睡眠质量。

睡眠不是空无物　有深有浅有梦境
催眠药物各有长　巧做选择获益多

目前有“最好”的催眠药吗

——理想的镇静催眠药应具有的特点

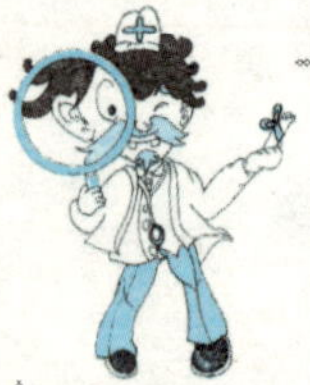

案例回放

《西游记》里“齐天大圣”孙悟空拥有一种秘密武器——瞌睡虫。孙悟空要是想让什么人睡着，只要随手将这种瞌睡虫放出去，不管是蟠桃会上的众仙、侍卫，人间的国王、百官，还是各色小妖，都会立刻沉沉睡去。当他们从睡梦中醒来的时候，孙悟空早已经没有踪迹了。神奇的瞌睡虫当然是吴承恩在小说中虚构出来的，不过从现代睡眠医学的角度来看，这种瞌睡虫倒是十分符合理想镇静催眠药的特点。它作用范围广，适用于各种群体（对神仙和妖怪都有效），起效特别迅速，而且使用剂量可以控制，不会危及生命，苏醒后一切正常。那么究竟有没有这种具有神奇效果的催眠药物呢？

对于失眠患者来说，理想的催眠药物不但可以解决难以入睡之苦，还可以帮助患者睡得舒服、达到需要的睡眠时间，觉醒后没有后遗作用和不良反应，使患者白天精力充沛。近年来随着医药学的发展，催眠药物的种类繁多，许多患者借助催眠药物已经可以获得相对良好的睡眠。

理想的催眠药物应符合如下标准：①睡眠结构接近于生理结构；②快速起效，快速消除；③醒后无残留反应；④不影响记忆和呼吸功能；⑤无戒断反应；⑥服药过量也不会危及生命；⑦不产生耐药性和依赖性；⑧药物之间无相互作用。

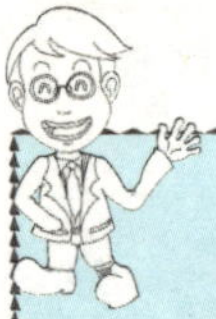

科学贴士

尽管目前还没有一种完全符合理想要求的镇静催眠药问世，但是临床实践中能够使用的催眠药物种类越来越丰富。如果医生根据失眠患者的具体情况，个体化地选择使用，仍然能够取得比较理想的治疗效果。

满足上述要求就可称之为理想的催眠药物。尽管目前还没有一种完全满足上述各项要求的催眠药物问世，但是随着现代医药工业的不断发展，新一代的镇静催眠药不断地被开发出来，其有效性与安全性已越来越接近于理想的要求。

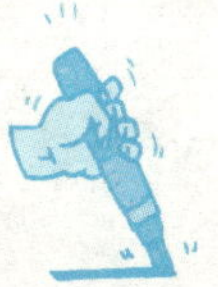

理想药物助睡眠　起效快速价格廉
作用简单似生理　不会耐药又安全

有传说中的“蒙汗药”吗

——苯二氮䓬类药物的作用

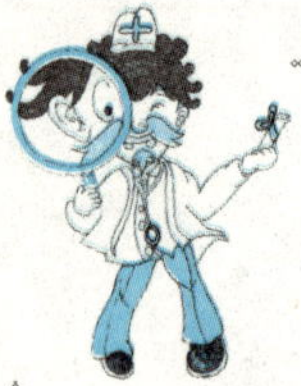

案例回放

案件发生在一个晴朗的上午，那天没有任何迹象表明刚退休的冀阿姨会发生意外。是的，她睡了一个好觉，吃过早饭，做了一会儿家务事，然后出门打算将买断工龄的钱转到银行的定期存款。在去银行的路上，经过菜市场时遇见熟人聊天，心直口快的她把近况和去银行的事都说了一遍。然后，有个人影闪过，她看到路边摊头上水灵灵的鸡毛菜，那一簇一簇的绿色像疯长的水草突然之间扑面而来……她不知如何回到家里。当她醒来时，除了惊恐地发现银行里的钱已被自己取出且下落不明外，还有一种恍若隔世的感觉……

在向公安机关报案后，冀阿姨得知，她这已是本地区发生的第三起离奇诱骗案了。警察告诉她，罪犯极可能使用一种特殊类型的催眠药让她瞬间丧失意识，然后便不由自主地任凭罪犯的摆布。警察同时警告市民外出时应避免接触陌生人，随时警惕此类事件再次发生。

临床药理学研究表明，苯二氮䓬类药物的特殊化学成分——苯二氮䓬能够刺激右脑中的睡眠 - 觉醒中枢，使人由清醒状态一下进入到睡眠状态。科学家对苯二氮䓬进行不同结构修饰后发现，一些药物能够在极短的时间内通过刺激上行网状激活系统内的γ- 氨基丁酸受体，提高γ- 氨基丁酸对中枢神经系统的抑制作用。分子药理学研究提示，减少或拮抗γ- 氨基丁酸的合成可使苯二氮䓬类药物的镇静催眠作用降低，如增加其浓度则能加强其催眠作用。

此外，苯二氮䓬类药物的主要药理作用还有以下几方面：

1. 抗焦虑作用：能选择性地抑制边缘系统中的海马和杏仁核神经元电活动的发

放和传播，产生抗焦虑作用。

2. 抗惊厥与抗癫痫作用：可能由于增强突触前抑制，抑制皮质 - 丘脑和边缘系统的致痫灶，从而抑制癫痫活动的扩散，但不能消除惊厥原发病灶的异常放电。

3. 骨骼肌松弛作用：主要抑制脊髓多突触传出通路和单突触传出通路，如地西泮由于具有抑制性神经递质或阻断兴奋性突触传递而抑制多突触和单突触反射。苯二氮䓬类药物还可直接抑制运动神经和肌肉功能。

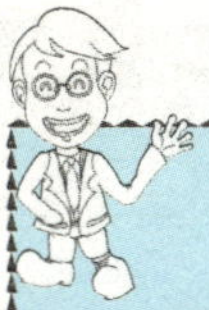

科学贴士

镇静催眠药在帮助睡眠的同时还有镇静、抗焦虑、抗惊厥、肌肉松弛等作用，需在医生指导下正确使用，不可滥用。

4. 其他：苯二氮䓬类药物还可能引起暂时性记忆缺失。地西泮、劳拉西泮、三唑仑、咪达唑仑等在大剂量时可以干扰记忆通路的建立或记忆信息的保存，表现为顺行性遗忘或逆行性遗忘。

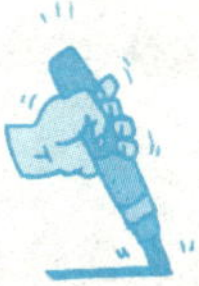

安定镇静催眠药　作用机制在中枢
迅速诱导人入睡　延长睡眠少觉醒
放松肌肉和精神　治疗癫痫抗惊厥
影响记忆和肌力　遵医服药保安全

苯二氮䓬类催眠药物知多少

——临床常用的苯二氮䓬类药物

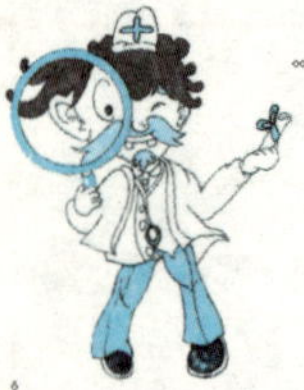

案例回放

38岁的王女士是一位全职太太。患慢性失眠有8年多了。3年前服用艾司唑仑，此后病情时有缓解，曾有2次停药，但停药后迅速出现失眠加重、焦虑、易怒，又恢复服药，且药量增加。现每晚必须服1片唑吡坦、1片地西泮方可入睡，可维持睡眠6～7小时，不能停药或少服。一旦停药和少服，常常整夜无法入睡。而服药后次日早晨常有头晕。王女士只好来医院询问医生如何调整药物。

睡眠障碍专科门诊的医生对王女士进行了焦虑、抑郁量表检测，均未达到焦虑症和抑郁症的诊断标准。于是安排王女士做多导睡眠图监测，检查结果提示原发性失眠，故按照原发性失眠治疗，并进行认知行为干预，重点指导她调整药物。开始每天晚上服用曲唑酮、右佐匹克隆各1片，睡眠状况迅速改善，1周后右佐匹克隆减为半片，曲唑酮维持原来剂量。继续治疗2周后，右佐匹克隆改为间断按需使用。2个月后，王女士顺利停止使用右佐匹克隆，仅仅在每天晚上口服曲唑酮1次，夜间能够睡眠7小时，她对于目前的睡眠质量非常满意。

在临床中，睡眠专科医生是根据什么为失眠患者调整治疗药物的呢？

目前，苯二氮䓬类药物是临床上应用最广的镇静催眠药。苯二氮䓬类结构化合物有3000种之多，临床具有镇静催眠作用的苯二氮䓬类药物有20种左右，其中艾司唑仑、阿普唑仑、咪达唑仑、地西泮、氯硝西泮、氟西泮、劳拉西泮等尤为常用。这些药物的药理作用各有不同，故临床医生在使用这些药物时也应各有侧重。

临床常用的苯二氮䓬类镇静催眠药根据其药物代谢的特点可分为三类（表6-1）。

表6-1 临床常用的苯二氮䓬类药物

分类	半衰期	代表药物
短效药物	一般不足10小时	咪达唑仑、三唑仑
中效药物	10～20小时	阿普唑仑、艾司唑仑、劳拉西泮
长效药物	20～70小时	地西泮、硝西泮、氟西泮、氯硝西泮

通常半衰期短的苯二氮䓬类药物比半衰期长的起效快，抑制呼吸作用弱，次日后遗效应小，但短效药物容易成瘾，撤药时易发生反跳性失眠。而半衰期长的药物成瘾性和撤药症状轻，但不足之处是起效缓慢、可有明显的呼吸抑制、次日白天有后遗效应。对于所有的苯二氮䓬类药物，老年或体弱患者都应减量服用。

以下我们介绍几种常用的苯二氮䓬类药物：

1. 地西泮：为长效苯二氮䓬类药（半衰期为20～70小时）。主要用于治疗焦虑症和镇静催眠，还用于抗癫痫和抗惊厥。本药口服吸收快，静脉注射后迅速经血流进入中枢神经系统。肌内注射吸收慢且不安全。口服0.5～2小时，静脉注射15分钟血药浓度达到峰值；4～10天血药浓度达到稳态。本药主要在肝代谢、肾排泄。停药后消除较慢。常规推荐剂量：每晚2.5～5mg口服。

2. 硝西泮：为中、长效苯二氮䓬类药（半衰期为24～30小时）。口服快速吸收，主要用于治疗失眠，也用于抗惊厥。口服后30～60分钟内入睡，持续6～8小时。代谢产物主要经尿排出。常规推荐剂量：5～10mg，睡前口服。

3. 氟西泮：为长效苯二氮䓬类药（半衰期为30～100小时）。用于治疗各种失眠，如入睡困难、夜间多醒和早醒。口服后由胃肠道充分吸收。口服后15～45分钟开始发挥作用，0.5～1小时血药浓度达到峰值。7～10天血药浓度达到稳态。在肝代谢，代谢产物经肾排泄。常规推荐剂量：15～30mg，睡前服用。

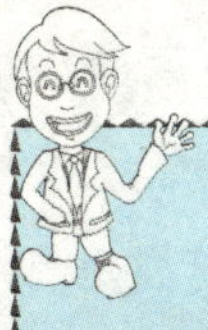

科学贴士

失眠患者在药物治疗好转、稳定后，采取逐步撤药原则，可将半衰期短的药物换成半衰期长的药物，这样可以减少或避免停药后反跳性失眠和成瘾性的发生。

4. 氯硝西泮（氯硝安定）：为长效苯二氮䓬类药（半衰期为 24 ~ 48 小时）。口服后吸收迅速而完全，达到峰值时间为 1 ~ 2 小时。本药具有苯二氮䓬类药物的一般药理作用，还有比较强的抗癫痫作用。主要用于治疗各种焦虑性精神障碍、癫痫和催眠。久用容易产生耐受或依赖，突然停药可出现戒断症状。服药期间禁忌饮酒。起始剂量 0.5mg，常规剂量 1 ~ 4mg，睡前服用。

5. 艾司唑仑（舒乐安定）：为中效苯二氮䓬类药（半衰期为 8 ~ 24 小时）。具有高效的镇静、催眠、抗焦虑作用，还可用于抗癫痫和抗惊厥。口服后迅速吸收，达到峰值时间为 1 ~ 2 小时。其药理作用可持续 6 小时。少数患者白天可有轻度乏力、思睡等症状。常规推荐剂量：1 ~ 2mg，睡前服用。

6. 阿普唑仑（佳静安定）：为中效苯二氮䓬类药（半衰期为 12 ~ 15 小时）。主要用于抗焦虑、抗抑郁，也可作为抗恐惧药，并能作催眠用。口服后吸收迅速而完全。原形药物和代谢产物经肾排泄。在体内蓄积量极少，停药后清除快。常规推荐剂量：抗焦虑：开始一次 0.4mg，一日 3 次，用量按需递增；镇静催眠：0.4 ~ 0.8mg，睡前服。

7. 三唑仑（海乐神）：为短效苯二氮䓬类药（半衰期为 1.5 ~ 5.5 小时）。用于镇静、催眠。口服后 15 ~ 30 分钟起效，2 小时内血药浓度达到峰值。经肝代谢，大部分代谢产物经肾排出，仅少量以原形排出。多次服用很少蓄积，治疗中断后很快清除。常规推荐剂量：0.25 ~ 0.5mg，睡前服用。

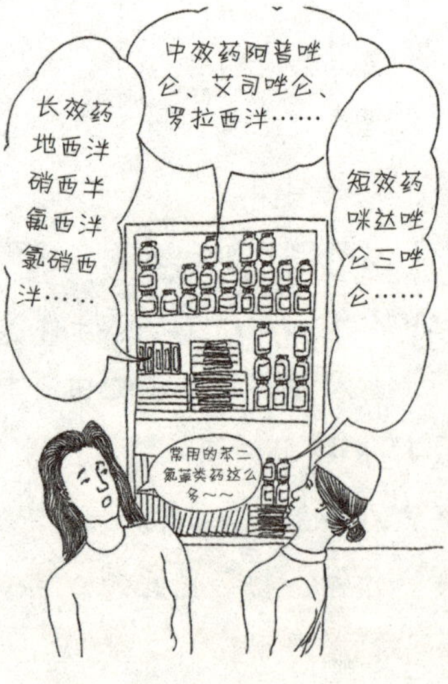

8. 咪达唑仑（咪唑安定）：为短效苯二氮䓬类药（半衰期为 1 ~ 5 小时）。主要用于镇静、催眠；全身或局部麻醉，或辅助用药。肌内注射、静脉注射给药后很快吸收，达到峰值时间为 15 ~ 60 分钟。常规推荐剂量：片剂：一般剂量为 15mg，睡前口服。针剂：术前准备：术前 5～10 分钟注射 2.5～5mg；用于诱导麻醉时，成人为 10～15mg。

9. 替马西泮：为中效苯二氮䓬类药（半衰期为 8～15 小时）。用于镇静、催眠，可用于睡眠习惯突然改变时预防或治疗失眠。口服易吸收，1～2 小时达血药峰值浓度。代谢产物主要从尿排泄。停药后消除快。常规推荐剂量：7.5～30mg，睡前服用。

10. 劳拉西泮（罗拉安定）：为中效苯二氮䓬类药（半衰期为 10～20 小时）。具有抗焦虑、镇静催眠、抗惊厥作用。口服或肌内注射吸收快而完全，口服后 1～6 小时、肌内注射 1～1.5 小时血药浓度达峰值。吸收后可通过血脑屏障到达中枢。经肝代谢，从肾排泄。停药后消除快。常规推荐剂量：2～4mg，睡前服。12 岁以下小儿不推荐使用。

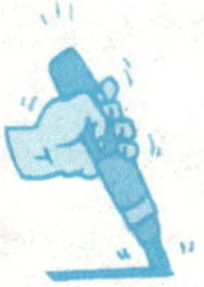

安定能治疗失眠　短中长效各不同
选药考虑半衰期　避免成瘾和耐药

催眠药究竟是良药还是毒药

——苯二氮䓬类药物常见的不良反应

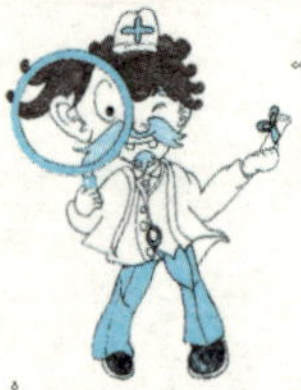

案例回放

急诊室里，医生们穿梭不停。一位姑娘因为恋爱受挫，两小时前服下了整瓶的地西泮（安定片）。医生已给患者采取充分洗胃、吸氧、促醒等治疗措施，然而患者仍然处于持续昏迷状态，她的呼吸逐渐变浅、变弱，心跳也越来越慢，性命悬于一线……

这样的场景是每一位急诊科医生都非常熟悉的。当然，只要服催眠药自杀的患者被及时送往医院，大多数危重患者可以通过血液净化、人工呼吸甚至安装心脏临时起搏器等方法渡过难关、获得重生。但苯二氮䓬类药物的不良反应也是每一位正在服用这类药物的患者需要了解的。

在苯二氮䓬类镇静催眠药治疗失眠的过程中，不同的患者可能出现不同的药物不良反应。该类药常见的不良反应主要包括：宿醉作用、嗜睡、抑郁、头晕、虚弱、乏力、步履不稳、低血压等。短期少量服药，这些不良反应的发生率较低；而长期服用将导致成瘾倾向、撤药症状、反跳性失眠以及记忆损害等副作用，不容忽视。这些不良反应在年老或伴有心、肺、肝、肾功能不全的患者中尤其需要重视。药物超量后的体征有：持续的精神紊乱、昏睡、震颤、口齿不清、站立不稳、心动过缓、呼吸困难、严重的肌无力（表 6-2）。

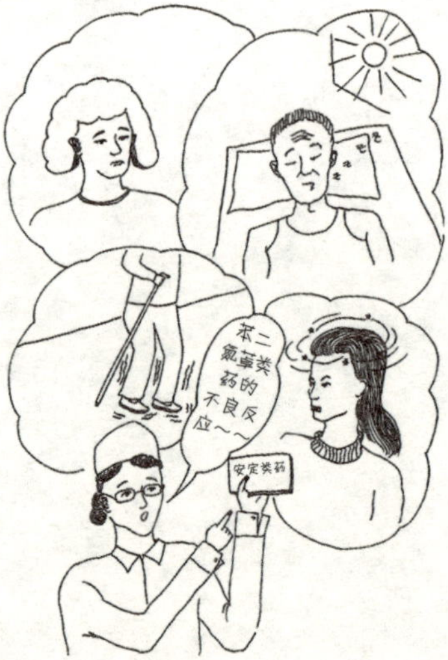

表6-2　苯二氮䓬类镇静催眠药的常见不良反应

不良反应	解释
宿醉作用	患者服药的次日上午仍有昏睡感觉，可能伴有嗜睡、抑郁、头晕、虚弱、乏力、步履不稳、低血压等。
成瘾倾向	由于反复或持续服用该类药物，产生对药物的躯体和精神依赖现象，从而在停药时出现一系列生理和心理症状。为防止依赖性的产生，患者应严格按照医嘱服药，避免突然停药而产生戒断症状。
撤药症状	长期服用该类药物突然停药可能发生撤药症状。一般在停药后2～20天出现。表现为睡眠困难、精神异常；较少见有腹部或胃痉挛、精神错乱、惊厥、肌肉痉挛、恶心或呕吐、颤抖、多汗等。
反跳性失眠	长期服用该类药物突然停药可出现反跳性失眠，失眠程度与用药前相似，这常使患者误认为停药就不能入睡，而重新恢复用药，从而增加了成瘾性的可能。
记忆损害	苯二氮䓬类药物可影响认知功能，产生遗忘症状，但多数症状并不严重，多为顺行性遗忘。认知障碍主要局限于有意回忆方面。
呼吸抑制	年老体弱者、肝病和低蛋白血症患者，对该类药的中枢性抑制较敏感。注射给药时容易引起呼吸抑制、低血压、肌无力、心动过缓或心脏停搏。
精神运动障碍	长期用药后，部分患者可发生精神运动障碍，亦可出现肌肉颤动、躯体不能控制的运动或跳动，以及罕见的兴奋、多语、欣快感、不能安静等。

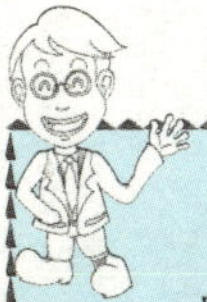

科学贴士

苯二氮䓬类镇静催眠药应该在医生的指导下使用，是帮助患者改善睡眠的良药；而胡乱使用则会给人体带来危害，成为“毒药”。苯二氮䓬类镇静催眠药的不良反应在老年、体弱、幼儿、肝病和低蛋白血症患者中，更容易发生，主要引起呼吸抑制、低血压、肌无力、心动过缓或心脏停搏。

催眠药物作用广　有利有弊慎选择
儿童老人更敏感　安全用药最重要

镇静催眠药会诱发其他疾病吗

——使用镇静催眠药的注意事项

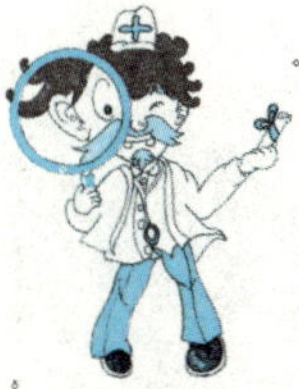

案例回放

老王今年刚退休，可他的酒龄比工龄还长。他年轻时就开始饮酒，酒量惊人。步入中年以后，他的睡眠出现了问题。要在晚上喝半斤白酒才能入睡，而在凌晨两三点，他又早早地醒来，头痛剧烈，再也不能入睡。老王去医院看病，医生给他开了催眠药。最近2个月，他晚上一边喝酒一边吃催眠药，睡眠的问题似乎解决了。然而就在几天前，他夜间突发心肌梗死被送到医院抢救了！难道催眠药会引起心肌梗死吗？

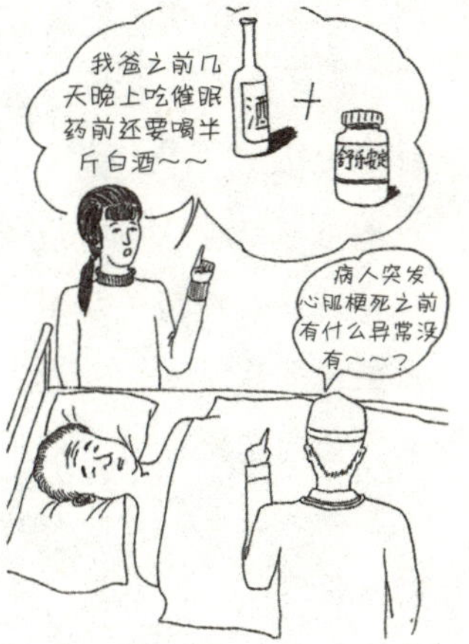

老王之所以会在夜间突发心肌梗死，与他长期晚上大量饮酒有很大关系。饮酒不仅对肝有损害，对中枢神经系统也有很强的抑制作用，可以引起呼吸抑制、低氧血症。许多催眠药对呼吸和心脏都有不良影响，这在健康人并不表现出来，而对一些患有疾病的人来说，催眠药的某些副作用就会很严重。

事实上，老王的父亲就是因急性心肌梗死去世的。老王虽没发现自己患心脏病，但他的遗传基因已决定他是心脏病的高危人群了。住院后的冠脉造影检查迅速证明了这一点：老王冠状动脉的前降支狭窄程度达到90%，几乎闭塞，左旋支也严重狭窄。老王体胖，血脂一直偏高。检查还发现他有肝功能不全、低蛋白血症等疾病。这些因素都是他这次发病的病理基础，而直接凶手是饮酒和催眠药。

为什么这么说呢？因为酒精和催眠药同时服用时，二者可对中枢神经系统产生抑制作用，且有互相增强毒性的协同作用，进一步加剧了对于中枢神经系统的抑制程度。另外，由于催眠药通过肝代谢排出体外，酒精对这一过程有抑制作用，使催眠药代谢减慢，药效时间延长，效果随之增强，容易发生意外甚至导致死亡。

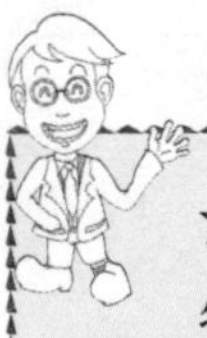

科学贴士

☆遵医嘱服药：镇静催眠药可产生依赖性和不良反应。大剂量服用该类药物可能导致意外。正确的服用方法是从小剂量开始，产生效果后逐步改变使用方法。

☆避免与中枢神经抑制药物合用：镇静催眠药应避免与中枢神经抑制药物，如抗组胺药、镇痛药等合用，因为两者合用时对中枢神经系统有协同抑制作用，可产生严重后果。

☆不宜长期连续服用：几乎所有的镇静催眠药长期连续服用后都会产生耐受性和依赖性，在突然停药时易发生戒断症状，导致更严重的失眠。因此，要严格控制服用时间，通常同一种药物一般不宜连续使用超过 4 周。

☆按需服药：对于长期失眠患者可采用按需、间歇服药的方法，如次日有重要工作，当晚可服药，其他时间尽量少服药、不服药，这样可避免药物耐受性的产生，又可减少对生活和工作的影响。

☆宜在睡前服用：大部分镇静催眠药有肌肉松弛作用，容易导致步态不稳，尤其是半衰期短的药物，应在睡前服用为宜，并服用后立即上床或在床上服药。如过早服药，药物可能在上床前起效，会引起跌倒、外伤。倘若半夜服用，可能影响第二天的工作。

☆严格掌握禁忌证：呼吸道阻塞性疾病、睡眠呼吸暂停综合征患者禁用镇静催眠药；肝肾功能不全者尤其慎用巴比妥类药；哺乳期妇女及孕妇应禁用，尤其是妊娠早期 3 个月及分娩前 3 个月；儿童一般不主张使用镇静催眠药。

☆正确减药、停药：突然减药或停药可能发生撤药症状。正确的减量一定要有一个过程，先减少一半，巩固一段时间后再予减少，最后可用更低剂量维持一个阶段。更换其他药物时，也要有逐渐交替的过程。

☆避免从事危险性工作：镇静催眠药服用后常有延续效应，次日可出现困倦、头晕、嗜睡等症状。因此，服药者应避免从事高空作业、机械操作或驾驶车辆等危险性工作，以免发生事故。

催眠药物勿乱服　遵医服用记心间
长期连用不推荐　按需服药最关键
吃药时间有讲究　多在上床关灯前
年老体弱和生病　选药剂量需谨慎

没有副作用的"神药"

——新型催眠药物的使用

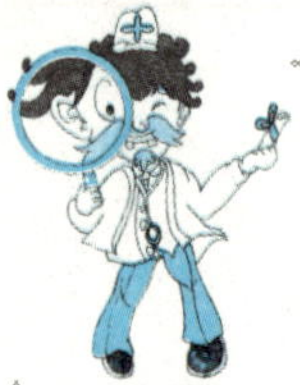

案例回放

在一些科幻小说里，许多小说家让未来人类具有驾驭睡眠的能力。有的是发明了特殊的药丸，根据需要选择不同的药丸获得不同长短时间的睡眠，人们可以在旅途中、工作的间隙，通过吃药补充睡眠而迅速恢复体力；有的是发明了睡眠机器，人们可以直接进行人机对话，睡眠 - 觉醒随意切换。总之，未来的人类将不再受失眠的困扰。想象一下那样的未来，真是让人充满期待！

你相信吗？现代医药学专家确实发明了新一代的镇静催眠药，该类药能够更加有选择性地与脑干γ- 氨基丁酸 A 受体氯离子复合体的 1（ω_1）亚型特异性受体结合，可部分避免苯二氮䓬类催眠药物常见的不良反应。其中扎来普隆具有迅速起效、超短作用的特点，服药后一般可睡眠 2 ~ 3 小时，醒后无药物残留的特点，可以让人短时间内迅速补充睡眠。目前用于临床的新型催眠药物主要有三种：唑吡坦、佐匹克隆和右佐匹克隆、扎来普隆。肝肾功能损害者及老年人应减量服用；长期服用后应当逐步停药，避免出现戒断反应。此类药物长期使用可能产生依赖性，建议短期使用，持续用药时间一般不超过 4 周。

以下简要介绍这三种新型催眠药：

1. 唑吡坦（思诺思）：短效镇静催眠药（半衰期为 1.4 ~ 4.5 小时）。用于短暂性、偶发性失眠或慢性失眠的短期治疗。唑吡坦选择性作用于 ω_1 $GABA_A$ 受体，它仅有镇静催眠作用，没有抗惊厥和肌肉松弛及抗焦虑作用。口服后迅速吸收，0.5 ~ 2 小时达血药峰值，食物可以延缓其吸收。一般可维持睡眠时间 6 小时。改善睡眠质量，对入睡困难、易醒、多梦等症状有显著的疗效。唑吡坦主要在肝代谢，从肾及肠道排泄。老年人和肝肾功能损害者代谢时间延长。老年人服用唑吡坦出现步态不稳、手足笨拙时，应当减少剂量。推荐常用剂量：5～10mg，睡前口服。最大剂量为20mg/d。

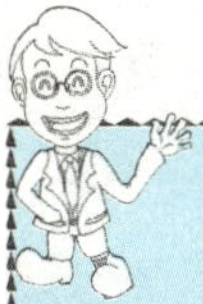

科学贴士

与传统催眠药物相比，新型镇静催眠药因为其起效迅速、半衰期短、残留效应少、肝肾损伤小，已经广泛应用于失眠的临床治疗。

2. 佐匹克隆和右佐匹克隆：短效镇静催眠药（药物半衰期约5小时）。用于各种原因引起的失眠，尤其适用于不能耐受次日晨残余作用的患者。该类药具有镇静催眠、抗焦虑、肌肉松弛和抗惊厥等作用。特点是口服后吸收迅速，1.5～2小时血药浓度达峰值。在肝代谢，代谢产物主要从肾排泄。重复给药无蓄积作用。常见的不良反应有皮疹、味苦口干、恶心、呕吐、消化不良、噩梦、嗜睡、焦虑、抑郁、紧张、幻觉、头晕、头痛等。该药应在临睡时口服；重症肌无力、心肺功能不全者禁用；老年人及肝肾功能不全者慎用或减量；本药易产生依赖性，不宜长期应用。佐匹克隆推荐常用剂量：3.75～7.5mg，睡前口服。

右佐匹克隆是佐匹克隆的单纯右旋体。临床使用应个体化，多数成年人的推荐起始剂量为2mg，睡前服用。根据临床指征，起始剂量也可以为3mg。对于初始症状为入睡困难的老年人，本品推荐剂量为1mg，睡前服用。根据临床症状，剂量可增加为2mg。对于初始症状为保持睡眠状态困难的老年患者，推荐剂量为2mg，睡前服用。严重肝功能损害患者，起始剂量为1mg。

3. 扎来普隆：短效镇静催眠药（药物半衰期为0.9～1.1小时）。适用于成人入睡困难的短期治疗，能够有效缩短入睡潜伏期，白天无宿醉作用，不影响驾驶能力。本药具有镇静催眠、肌肉松弛、抗焦虑和抗惊厥作用。本药口服吸收迅速且完全。临床研究证实，本药能够缩短入睡潜伏期，增加总睡眠时间，能明显改善前半夜的睡眠质量，第二天无宿醉作用，不影响正常睡眠结构。推荐常用剂量：5～10mg，睡前30分钟口服。

新型药物有四宝　作用时间选择好
晚上睡眠能改善　学习工作不干扰

抗精神病药也能够治疗失眠吗

——抗抑郁药的镇静催眠作用

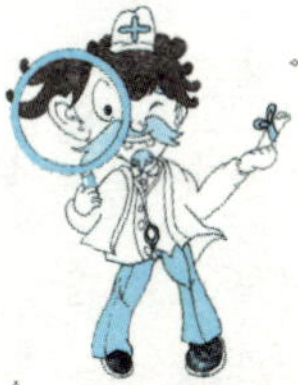

案例回放

张先生自从升为部门主管后，深感压力很大。他原先就有遇到一点事晚上即睡不好觉的毛病，现在更是逐渐加重了。他的夫人为他配了一些催眠药，睡觉问题还能勉强对付。但是，最近一个月情况更为严重了，催眠药似乎失去了作用，他常在凌晨两三点钟醒来，再也不能入睡。而早晨7点又必须起床开始一天繁忙的工作，白天经常控制不住情绪、无故发火。难以言表的内心痛苦困扰着他，他甚至有一种“生不如死”的感觉。对于张先生来讲，仅仅使用催眠药看来是不能改善睡眠情况了。

慢性失眠患者常伴有心境障碍，比如合并抑郁或焦虑等症状。对于此类慢性失眠患者可以选择应用具有镇静作用的抗抑郁药治疗，这比单独应用镇静催眠药的疗效要好、作用持久。如果失眠本身就是由于抑郁症、焦虑症所致，抗抑郁药治疗更是必不可少。应用抗抑郁药治疗失眠，主要是借助于抗抑郁药的抗胆碱能和抗组胺作用而产生的嗜睡、困倦、镇静等来治疗失眠，而对于那些临床已经存在抑郁和焦虑障碍的失眠患者，通过药物的抗抑郁和抗焦虑作用而使得失眠得以缓解。

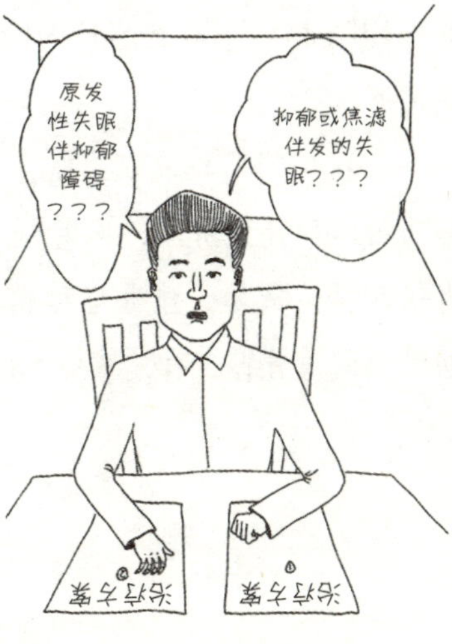
原发性失眠伴抑郁障碍???
抑郁或焦虑伴发的失眠???
治疗方案
治疗方案

部分抗抑郁药具有催眠镇静作用，在失眠伴有抑郁、焦虑心境时应用较为有效。

1. 三环类抗抑郁药：阿米替林能够缩短睡眠潜伏期、减少睡眠中觉醒、增加睡眠时间、提高睡眠效率，但其同时可减少慢波睡眠并不同程度地减少快波睡眠，且不良反应多，如抗胆碱能作用引起的口干、心率加快、排尿困难等，因此不作为失眠的首选药物。小剂量的多塞平（3 ~ 6mg/d）因有专一性抗组胺作用，可以改善成年和老年慢性失眠患者的睡眠状况，具有临床耐受性良好、无戒断效应的特点，近年来国外已将其作为失眠治疗的推荐药物之一。

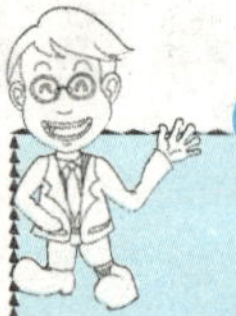

科学贴士

在临床上，遇到既有失眠又有抑郁或焦虑的患者，医生应首先甄别究竟是原发性失眠伴抑郁障碍，还是抑郁或焦虑伴发的失眠。两者的病因不同，治疗的侧重点也不一样。

2. 选择性 5- 羟色胺再摄取抑制剂（SSRIs）：包括帕罗西汀、氟西汀、舍曲林、氟伏沙明等，虽无明确催眠作用，但可以通过治疗抑郁和焦虑障碍而改善失眠症状。其中帕罗西汀有一定的镇静效果，晚上服用有利于改善睡眠。

3. 5- 羟色胺 / 去甲肾上腺素再摄取抑制剂（SNRIs）：包括文拉法新和度洛西汀。其可治疗抑郁和焦虑状态而改善失眠。这类药物由于具有去甲肾上腺素再摄取抑制作用，因此应该安排在早上服用。

4. 其他抗抑郁药：小剂量米塔扎平（≤ 15mg/d）能缓解失眠症状；小剂量曲唑酮（25 ~ 100 mg/d）具有镇静效果，可用于治疗失眠和催眠药停药后的失眠反弹。

5. 抗抑郁药与催眠药联合应用：慢性失眠常与抑郁症状同时存在，在应用抗抑郁药治疗的开始阶段，同时联合使用短效催眠药有益于尽快改善失眠症状，提高患者依从性。例如，唑吡坦和帕罗西汀联用可以快速缓解失眠症状，提高生活质量，同时协同改善抑郁和焦虑症状。

焦虑抑郁和失眠　互相影响三兄弟
原发继发要分清　治疗兼顾好睡眠

吃药也要讲规矩

——慢性失眠患者选择抗抑郁药的原则

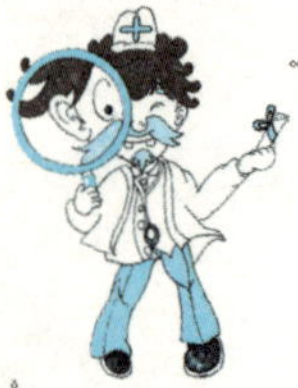

案例回放

王经理患有失眠症伴抑郁障碍，经过正规的抗抑郁药治疗半年后，睡眠障碍和情绪障碍都得到了很好的控制，她的心情像五月的阳光一样好起来，没有一丝阴霾。由于工作忙碌，王经理也就忘了去医院开药继续治疗。可是仅仅停药一个月，久违的失眠又不期而至，将她推向痛苦的深渊。王经理赶紧来到医院，医生告知她的病情复发了，是由于她的不当停药导致了疾病发作。而这一次，服药时间将会更久，减药会非常慢。

殊不知，失眠伴抑郁障碍的患者在接受药物治疗时一定要遵循九个基本原则：

1. 选择适当的药物：由于慢性失眠常伴有不同程度的情绪症状，选药时可参考这些伴发情况。如激越性抑郁发作时，应选镇静作用较强的药物，如阿米替林；而对实质性抑郁症患者，选用镇静作用较弱的新一代抗抑郁药效果会更好，如选择性5-羟色胺再摄取抑制剂；年老、患有心脏病或青光眼时，则不宜使用三环类抗抑郁药，以选择新一代抗抑郁药为好。

2. 掌握合适的剂量：用药剂量应个体化，从小剂量开始，逐渐加量，以减少不良反应的发生。应同时向患者说明药物要经过2～3周潜伏期才能起效，需要耐心配合。三环类抗抑郁药的最初剂量可掌握在治疗量的1/4，以后每2～3天逐渐递增。新一代抗抑郁药则可更快地达到有效治疗剂量。

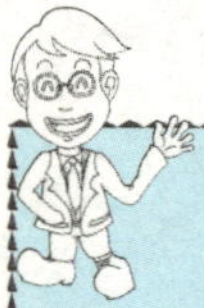

科学贴士

慢性失眠患者在选择抗抑郁药治疗时要遵循个体化原则，明确诊断后应在医生的指导下正确服药，尤其在加药及减药过程中更需谨慎。

3. 尽量单药治疗：尽量单药治疗，尤其在治疗开始时，不宜同时使用多种抗抑郁药，以便于观察疗效及不良反应。

4. 合理安排服药时间：三环类抗抑郁药都具有一定的镇静催眠作用，因此主张晚间服药，能够同时起到既改善睡眠，又减少不良反应的效果。新一代选择性5-羟色胺再摄取抑制剂中仅帕罗西汀和氟伏沙明具有镇静作用，可安排在晚上服用。新一代抗抑郁药（如氟西汀）则有兴奋作用，应安排在早晨服用。

5. 疗程充分：首次抑郁发作经过药物治愈后，应当维持原来剂量治疗至少8～12个月，以避免复发。对于反复发作的患者，维持治疗至少两年或更长时间，有的需要长期治疗。

6. 缓慢撤药：终止治疗前2～3个月逐渐减少药物剂量直至完全停药，避免突然停药导致的病期反跳或加重。

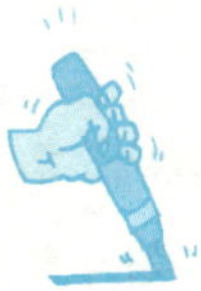

失眠合并抑郁症　治疗首选抗抑郁
选择药物个体化　疗程充分撤药缓

“脑白金”的故事

——褪黑素对睡眠的调节作用

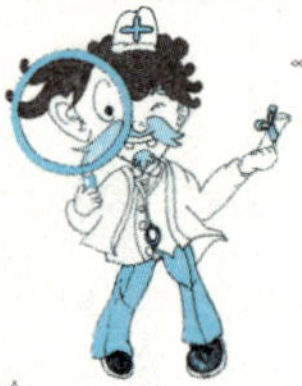

案例回放

“今年过节不收礼，收礼只收脑白金”。这句妇孺皆知的广告语在过去几年中让“脑白金”在保健品市场上刮起阵阵旋风。它总是陈列在超市最显眼的地方，在保健品市场占领主导地位。说起“脑白金”，不能不提它真实的身份——褪黑素，又名黑色素细胞凝集素，是一种存在于从藻类到人类等众多生物中的生物激素，它在生物中的含量随每天的时间变化而变化，具有调节睡眠的作用。

希腊古生物学家发现了大穿山甲额骨中央退化的第三只眼，此后生物界又陆续发现了鱼类、两栖类、爬行类、鸟类、哺乳动物和人类的第三只眼。这神秘的第三只眼究竟有什么功能呢?

随着研究的深入，科学家们发现这第三只眼竟然控制了人类的“生物钟”。第三只眼位于眼后的颅顶部位，由间脑顶部凸出发育而成，末端形成泡状物，在人类又称为松果体。松果体在胚胎2个月时，由晶体感光器、间脑区的神经细胞形成，同时神经细胞上皮分化成松果体。松果体能够通过感受光线强弱来调节昼夜节律。光线由视网膜经颈上交感神经节传入，通过下丘脑视交叉上核，抑制松果体合成分泌褪黑素，维持清醒状态；在夜间激活褪黑素合成与释放增多，启动睡眠状态。褪黑素就是松果体分泌的“眼泪”。

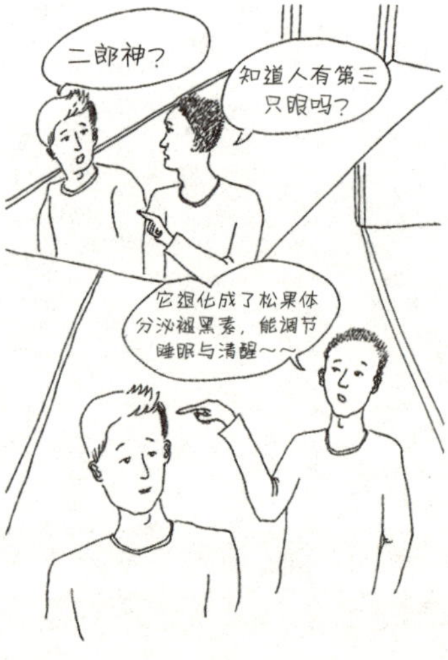
二郎神?
知道人有第三只眼吗?
它退化成了松果体分泌褪黑素，能调节睡眠与清醒~~

褪黑素是松果体分泌的一种神经内分泌激素，通过作用于脑内褪黑素受体来调控体内睡眠-觉醒周期与外界昼夜节律同步，能改善人类的睡眠-觉醒周期。褪黑素对于治疗痴呆相关性睡眠障碍患者的睡眠节律失调疗效显著，特别是伴有日落综合征的患者，可用于调节痴呆相关性睡眠障碍患者的睡眠时相。每晚睡前 2 小时服用褪黑素 1mg，能有效地改善痴呆相关性睡眠障碍患者的睡眠障碍主诉，缩短睡眠潜伏期、减少睡眠中觉醒次数、提高睡眠效率及睡眠质量。褪黑素也可用于治疗睡眠节律失调性睡眠障碍，包括老年人、睡眠时相延迟综合征、时差综合征、倒班作业者以及盲人或脑损伤者等内源性褪黑素合成障碍者的睡眠问题。2000 年以后，褪黑素及其选择性受体激动剂对睡眠-觉醒的调节受到广泛关注。药理学家研发了多种高选择性褪黑素受体激动剂，一些激动剂已获美国食品和药物管理局（FDA）批准而使用于临床。由此，人们希望通过第三只眼调节睡眠-觉醒的愿望几近实现。

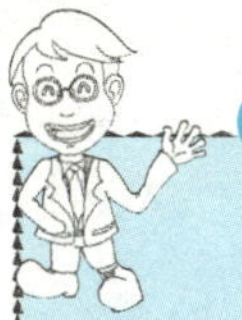

科学贴士

褪黑素作为一种生物激素，可以改善睡眠-觉醒周期，对睡眠节律失调性睡眠障碍如时差综合征等有较好的作用。新开发的褪黑素受体激动剂将成为治疗与睡眠-觉醒昼夜节律障碍相关疾病的最有前途的药物之一。

褪黑素受体激动剂包括雷美替胺（ramelteon）、特斯美尔通（Ⅲ期临床中）（tasimelteon）、阿戈美拉汀（agomelatine）等。雷美替胺是目前临床使用的褪黑素 MT1 和 MT2 受体激动剂，可缩短睡眠潜伏期、提高睡眠效率、增加总睡眠时间，可用于治疗以入睡困难为主诉的失眠以及昼夜节律失调性睡眠障碍。此外，雷美替胺对于合并睡眠呼吸障碍的失眠患者安全有效。由于没有药物依赖性，也不会产生戒断症状，故可长期治疗失眠。雷美替胺主要通过肝代谢，从肾排泄。严重肝、肾损害患者避免使用。老年人药物血浆清除率降低，容易引起蓄积。雷美替胺的推荐治疗剂量为 8mg，睡前半小时口服。应避免与脂肪饮食同服，因为后者可延迟药物的吸收，必要时加至每晚 16mg。阿戈美拉汀既是褪黑素受体激动剂，也是 5- 羟色胺受体拮抗剂，因此具有抗抑郁和催眠双重作用，能够改善抑郁障碍相关的失眠、缩短睡眠潜伏期、增加睡眠连续性。

生物钟在松果体　调节睡眠与清醒
褪黑素是钟钥匙　开启一天新节律

第七篇　睡眠的客观评估与自我测试

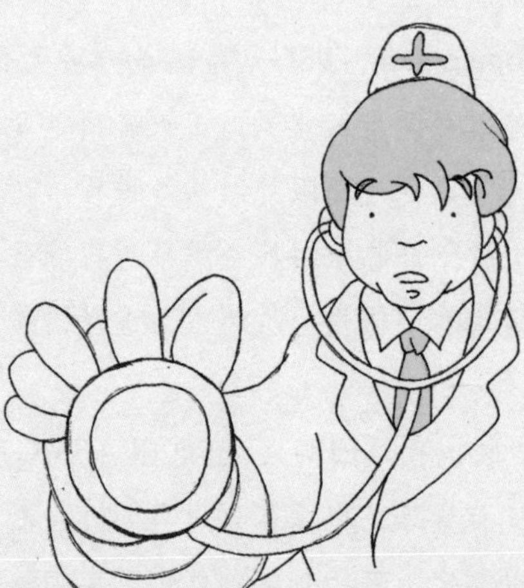

诊断睡眠障碍的金标准

——多导睡眠图监测

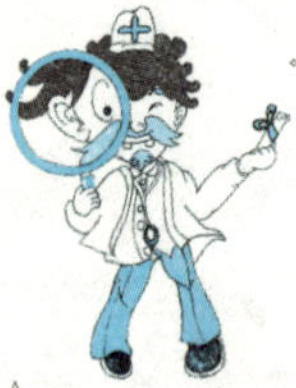

案例回放

赵阿婆今年60岁了，儿子在上海工作，女儿虽说在老家，但工作也不错。老人生活毫无牵挂。春节期间，儿子回家得知近半年来母亲一直睡眠不好，每天晚上几乎都睡不着觉，白天也只是打个盹儿，日渐消瘦。当地医院查不出赵阿婆得了什么病，只是开了些催眠药。儿子经朋友介绍带赵阿婆到医院看病，医生建议赵阿婆做多导睡眠图检查，帮助寻找影响睡眠的原因。

多导睡眠图（polysomnogram，PSG）监测是一种无创检查方法，可以在整夜睡眠过程中，根据需要连续并同步地监测与记录多项生理指标。它由仪器进行自动分析，再由人工逐项核实，以便对睡眠的结构与进程，睡眠期间的脑电、呼吸功能和心血管功能作出分析，并结合临床对检查结果进行综合分析，从而为睡眠障碍的诊断、分类和鉴别诊断提供客观依据，也可以为选择治疗方法及评价治疗效果提供重要的参考信息。

PSG监测内容包括脑电图（EEG）、肌电图（EMG）、眼动电图（EOG）、心电图（ECG）和呼吸描记装置等，根据需要也可同时监测血压、脉搏等反映心血管功能的生理指标，还可以测定阴茎的勃起功能。近年来随着生物化学的进展，使得PSG可以同时检测神经递质及神经内分泌等指标。

PSG监测时通常利用2～4个导联记录EEG。头皮电极的规格及安放位置与进行常规EEG检查相同，根据不同实验要求定位（按国际通用的10%～20%电极放置系统）。如果需要明确睡眠期间是否存在癫痫发作，则需要放置多个电极进行睡眠EEG描记。有2个导联记录EOG、1个导联记录ECG、1～2个导联记录EMG。

呼吸方面的监测包括口鼻气流、胸式或腹式呼吸活动度、CO_2分析装置、热敏电阻、血氧饱和度和鼾声监测器。根据实际需要还可以增加其他监测内容。

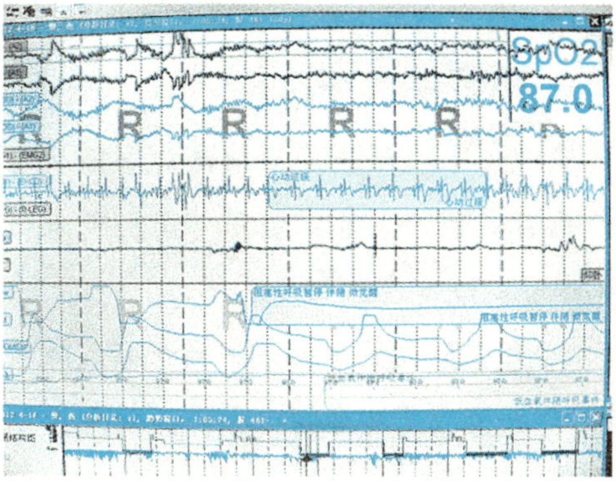

多导睡眠图

PSG检查应当在专门设置的睡眠实验室内进行。理想的睡眠实验室应当包括仪器操作室和受检者睡眠监测室。受检者睡眠监测室的布置简单、安静，温度适宜，空气流通，尽可能接近家居环境，使受检者能够放松、舒适。房间设置最好能够避光、隔音，使受检者在白天也能够进行睡眠监测。卫生间应当设置在睡眠实验室的套间内或附近，以避免受检者夜间如厕不便，影响睡眠检测。检测之前，应给患者简单介绍PSG检查的目的和要求，以取得患者合作，并解除患者可能产生的恐惧心理。要求受试者按照平时的生活习惯及作息时间睡眠，测试时患者应舒适地躺在床上，以自然入睡获得的资料更客观可靠。女性在月经期不作检查。

为确保PSG监测结果的准确可靠，应遵循以下注意事项：

1. 监测前准备

（1）评估患者对睡眠疾病及睡眠监测的认识程度，讲解睡眠监测的简要步骤及重要性。让患者参观并熟悉一下监测病房的位置、环境，了解各种检查、电极的大致情况，减少对监测的负面影响。

（2）了解患者夜间睡眠的习惯及适应能力，协助患者合理安排监测当日的生活起居，嘱其按预约时间准时到达监测中心。

（3）要求患者当天不饮用刺激性饮料如可乐、浓茶等，不能饮酒，勿使用睡眠药物（除非是患者每日的常规习惯）。自带一件宽松的睡衣（必须是胸前解开的样式）及睡裤，以便于监测。监测前洗浴，洗浴后不使用美发、护发及美容护肤用品等，以免影响监测电极与皮肤的粘贴效果。尽量不携带贵重物品。避免剧烈运动，

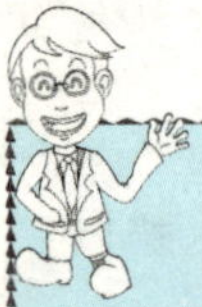

科学贴士

PSG 监测被认为是诊断多种睡眠障碍的金标准，已经成为睡眠医学研究极其重要的、不可替代的工具。

并保持精神情绪稳定，以免影响睡眠。保持鼻部通畅，如患有感冒，应提前与医生联系，另约检查时间。为了保证夜间睡眠，白天尽量少睡。为避免夜间起夜，白天尽量少进流食和饮水。

2. 监测中的注意事项

（1）环境准备：监测病房应清洁、安静、灯光柔和，使患者能很快入睡。监测时患者睡眠时间应达到 7 小时，最少应达到 4 小时。

（2）相关知识宣教和心理护理：给予患者心理安慰以诱导睡眠。嘱患者入睡前自行排大、小便，必要时准备便器，监测中不得随意离开床单位，以防止拉伸监测导线，影响监测的连续性。

（3）物品齐全，熟练操作：掌握好电极安装的顺序：胸腹—头面—四肢。安装时应粘贴牢固，以免电极脱落，影响监测效果。

（4）加强巡视：检查监测导线的粘贴情况，及时进行询问和解决患者的生活需要。

3. 监测后宣教

（1）根据监测结果并结合患者的年龄、性别、工作情况及睡眠状态提供相关的宣教内容。为轻度睡眠障碍患者介绍健康的生活方式，以及预防和缓解睡眠障碍的方法。

（2）通过宣传材料、口头讲解等方式宣传健康睡眠的相关知识，提高患者对于睡眠疾病的认识，告知患者要注意饮食卫生、加强锻炼和调整睡眠方式。

多导睡眠图监测　无创方便受欢迎
操作方法要知道　注意事项需牢记

揪出“白日过度思睡”的真凶

——多次小睡潜伏期试验的应用

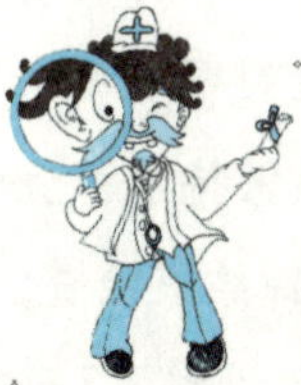

案例回放

最近有一对满脸愁容的夫妻俩带着孩子来我的睡眠障碍门诊咨询：“我的孩子今年已经上小学了，平时很听话、很懂事，学习也挺刻苦的。不过最近开家长会时，老师总向我们反映他最近上课爱睡觉，常常叫醒后不久又会睡着。孩子每天睡眠时间很充足，也没有熬夜。医生，孩子是不是得了什么怪病呀？”

我打量起面前的这位小患者，7 岁的小男孩，体重 35 公斤，是个典型的小胖墩。还没等我开口询问，孩子便一脸无辜地说：“我也不想这样，可是我根本就控制不住，困意上来了就睡着了。”我心里顿时有了数，建议小患者做“多次小睡潜伏期试验”检查，结果显示这名小患者上课爱睡觉并非是晚上没有睡够，或是懒惰、不爱学习，而是患了一种叫发作性睡病的疾病。

发作性睡病是一种以不可抗拒的短期睡眠发作为特点的疾病，多于儿童或青年期起病，男女发病率相似。其主要临床表现为白天过度思睡、猝倒、入睡期幻觉和睡眠麻痹，上述症状称为发作性睡病的四联症。白天过度思睡是发作性睡病最先出现的症状，患者表现为突然出现无法预计的过度睡意和无法抗拒的睡眠发作。这种情形常出现在不适宜的场合，例如在吃饭、开车及工作中突然睡着。此类患者常有交通意外或工作意外的经历，部分患者可能会因此而失去工作。

多次小睡潜伏期试验（multiple sleep latency test, MSLT ）是 Carskadon 和 Dement 两位专家设计的专门用于测定在缺乏警觉因素的情况下发生生理性睡眠的倾向性，是评价白天过度思睡的客观方法，是发作性睡病的重要辅助诊断方法，可帮助鉴别真、假思睡及评价思睡的严重程度。

多次小睡潜伏期试验通常安排在整夜多导睡眠图（PSG）监测结束后 1 ~ 3 小时进行。需要在安静的单人房间进行检查。整个试验包括 5 次小睡，每次持续 30 分钟，每次间隔 2 小时。一般是从上午 8 点开始，然后是 10 点、12 点，下午 2 点及 4 点。接上 PSG 电极，让受试者卧床睡眠。同时详细记录小睡期间的一切活动及可能影响受试者睡眠的因素，如突然出现的噪声等。每次检查前都应当明确要求受试者现在开始闭眼、睡眠。每次 30 分钟的小睡结束后必须起床，并保持清醒直到下次小睡。如果受试者根本无法入睡，也应于小睡检查开始后 30 分钟结束检查。如果多次小睡潜伏期试验的目的是为了了解受试者的思睡程度，可在记录到 1.5 分钟的睡眠后，立即叫醒受试者。如果多次小睡潜伏期试验检查目的是为了明确发作性睡病的诊断，则应继续记录 15 分钟的睡眠，直至出现快波睡眠时，并连续记录出现 3 个快波睡眠窗面（spoch）后中止检查，若中止后无快波睡眠出现，则在持续 30 分钟后结束检查。

结果判断：计算每次小睡的入睡潜伏期和快波睡眠潜伏期。若几次试验的平均入睡潜伏期＞ 10 分钟为正常；5 ~ 10 分钟为中度思睡；≤ 5 分钟为重度思睡。若一入睡立即出现快波睡眠，称之为“快波始发睡眠（sleep-onset REM，SO-REM）”，常常为发作性睡病的重要特征之一。

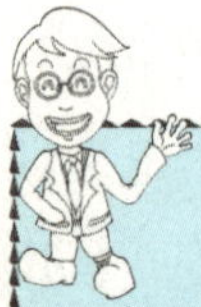

科学贴士

在做多次小睡潜伏期试验之前 2 周，受试者要停用影响睡眠潜伏期的药物（如镇静催眠药、抗组胺药及兴奋药），或影响快波睡眠潜伏期的药物（如三环类抗抑郁药、单胺氧化酶抑制药、苯丙胺），以避免药物作用干扰检查结果。在检查之前，受试者要记睡眠日记，以确定睡眠 - 觉醒周期是否稳定。在正式检查前夜，进行整夜 PSG 监测，以确定睡眠周期、时相和其他有关的生物学指标，以帮助分析受试者思睡的潜在原因，然后进行多次小睡潜伏期试验则有助于判断思睡的严重程度。

过度思睡需谨慎　及时诊治很重要
多次小睡来帮忙　检查之前需停药

调整好你的生物钟

——睡眠卫生习惯量表

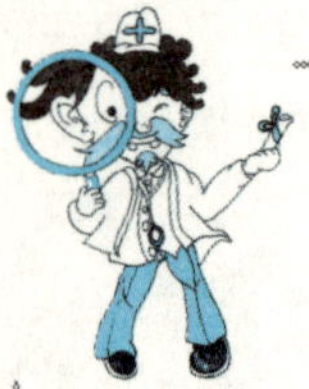

案例回放

小张是一名公司主管，近一年来经常失眠，有时需要靠吃催眠药才能入睡。可最近即使服吃了催眠药也不能入睡。小张来到医院要求医生改换其他药物。医生认真听取了小张的主诉，并仔细了解了他的睡眠习惯。医生用“睡眠卫生习惯量表”对小张进行了测评，发现小张存在严重的不良睡眠卫生习惯。在医生的指导下，小张经过近 2 个月睡眠卫生习惯的调整，睡眠质量得到了明显改善，更为重要的是，他可以不用服催眠药也能够很好地入睡了。

失眠往往与不良的睡眠卫生习惯有关，如开灯睡觉、睡前剧烈活动等。不良的睡眠卫生习惯会破坏人体生物钟的调节功能，扰乱睡眠的正常规律，并形成对睡眠的错误观念，引起不必要的睡前兴奋，从而导致失眠。睡眠卫生习惯量表能够客观评价环境因素对于睡眠的破坏程度，帮助了解患者存在的不良睡眠卫生习惯，有助于分析与判断患者的日常行为对于睡眠的影响及其程度，对于选择和制订个体化的治疗方案具有重要意义（表 7-1）。

表7-1 睡眠卫生习惯量表

填写注意事项：对下列每个行为，根据您自己的情况，在每项后面的括号内填上您每周参与活动或经历的平均天数（0～7天）。	
午睡或打盹	（　）天
上床睡觉时感到口渴	（　）天
上床睡觉时感到饥饿	（　）天
每天抽烟超过一包	（　）天
定期服用催眠药	（　）天
睡前4小时内喝含咖啡因的饮料（咖啡或茶）	（　）天
睡前2小时内喝3杯啤酒或其他酒	（　）天
睡前4小时内口服含咖啡因的药物	（　）天
准备上床睡觉前担心睡觉的能力	（　）天
白天担心晚上睡觉的能力	（　）天
喝酒帮助睡觉	（　）天
睡前2小时内剧烈运动或活动	（　）天
睡觉受光线干扰	（　）天
睡觉受噪声干扰	（　）天
睡觉受同床人干扰（如一人睡则填无）	（　）天
每晚要睡同样长的时间	（　）天
睡觉前设法使自己放松	（　）天
下午或傍晚锻炼身体	（　）天
晚上睡觉时卧室或床温暖、舒适	（　）天

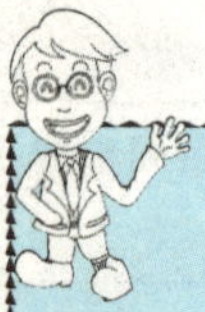

科学贴士

临床实践证明，许多慢性失眠患者通过改善睡眠卫生习惯，失眠的问题就能够获得解决或得到缓解。

人人都有生物钟　促眠扰眠要分清

生活工作应规律　睡眠卫生很重要

测定睡眠质量的“标尺”

——匹兹堡睡眠质量指数

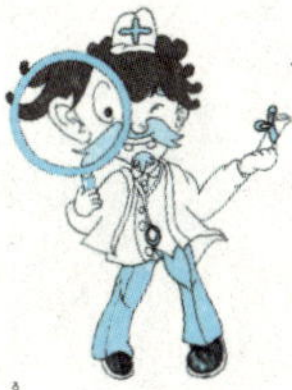

案例回放

刘女士是一名三甲医院重症监护室的护士，工作已有 11 年。近 2 个月来刘女士经常出现晚上难以入睡，早晨很早醒来的情况，这导致她白天上班时犯困、影响工作，很是痛苦。刘女士来到睡眠障碍门诊咨询，医生在听取了刘女士的主诉后，告知她需要做匹兹堡睡眠质量指数测定，通过回忆近 1 个月以来白天与晚上的睡眠情况，来测定刘女士的睡眠质量，准确查找影响睡眠的原因，以便有针对性地进行治疗。

匹兹堡睡眠质量指数（Pittsburgh sleep quality index, PSQI）量表是美国匹兹堡大学精神科医生 Buysse 博士等于 1989 年编制。由 19 个自评和 5 个他评条目构成，其中参与计分的 18 个自评条目可以组合成 7 个因子（睡眠质量、入睡时间、睡眠时间、睡眠效率、睡眠障碍、催眠药、日间功能），每个因子按 0 ~ 3 分等级计分，累积各因子得分为匹兹堡睡眠质量指数量表的总分。PSQI 用于评定被试者最近 1 个月的睡眠质量，该量表适用于睡眠障碍患者和精神障碍患者评价睡眠质量，同时也适用于一般人群睡眠质量的评估（表 7-2）。

表7-2 匹兹堡睡眠质量指数量表

填表注意事项：以下问题仅与你最近1个月的睡眠情况有关，你应该对过去1个月中多数白天和晚上的睡眠情况作出精确的回答，请回答下列问题。

1．近1个月，晚上上床睡觉通常　点钟。

2．近1个月，从上床到入睡通常需要　分钟。

3．近1个月，通常早上　点起床。

4．近1个月，每夜通常实际睡眠　小时（注意：不等于卧床时间）。

对下列问题请选择1个最适合您的答案。

5．近1个月，因下列情况影响睡眠而烦恼：

（1）入睡困难（30分钟内不能入睡）

A.无　B.<1次/周　C.1～2次/周　D.≥3次/周

（2）夜间易醒或早醒

A.无　B.<1次/周　C.1～2次/周　D.≥3次/周

（3）夜间起床上厕所

A.无　B.<1次/周　C.1～2次/周　D.≥3次/周

（4）出现呼吸不畅

A.无　B.<1次/周　C.1～2次/周　D.≥3次/周

（5）咳嗽或鼾声大

A.无　B.<1次/周　C.1～2次/周　D.≥3次/周

（6）感觉太冷

A.无　B.<1次/周　C.1～2次/周　D.≥3次/周

（7）感觉太热

A.无　B.<1次/周　C.1～2次/周　D.≥3次/周

（8）做噩梦

A.无　B.<1次/周　C.1～2次/周　D.≥3次/周

（9）感到疼痛

A.无　B.<1次/周　C.1～2次/周　D.≥3次/周

（10）其他影响睡眠的事情

A.无　B.<1次/周　C.1～2次/周　D.≥3次/周

如果存在以上问题，请说明：

6．近1个月，总的来说，您认为自己的睡眠质量

A.很好　B.较好　C.较差　D.很差

7．近1个月，您用药物催眠的情况

A.无　B.<1次/周　C.1～2次/周　D.≥3次/周

8. 近1个月，您常常感到疲倦，难以保持清醒状态吗

A.无　B.＜1次/周　C.1～2次/周　D.≥3次/周

9．近1个月，您做事情的精力不足吗

A.没有　B.偶尔有　C.有时有　D.经常有

10．近1个月有无下列情况（请询问同寝室者）

高声打鼾

A.无　B.＜1次/周　C.1～2次/周　D.≥3次/周

睡眠中较长时间的呼吸暂停（呼吸憋气）现象

A.无　B.＜1次/周　C.1～2次/周　D.≥3次/周

睡眠中腿部抽动或痉挛

A.无　B.＜1次/周　C.1～2次/周　D.≥3次/周

睡眠中出现不能辨认方向或意识模糊的情况

A.无　B.＜1次/周　C.1～2次/周　D.≥3次/周

睡眠中存在其他影响睡眠的特殊情况

A.无　B.＜1次/周　C.1～2次/周　D.≥3次/周

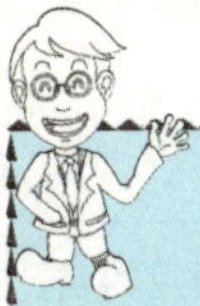

科学贴士

匹兹堡睡眠质量指数量表是在分析、评价有关评定睡眠质量的量表基础上发展而成的。其特点是将睡眠的质和量有机地结合在一起进行评定。评定被试者最近1个月的睡眠质量，十分明确具体，有助于鉴别暂时性和持续性的睡眠障碍。

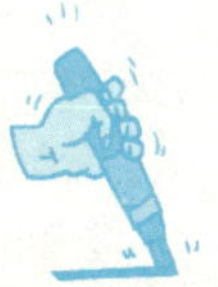

睡眠质量好与坏　量表调查给答案

认真回忆仔细记　科学分析找原因

睡不着就是失眠吗

——阿森斯失眠量表

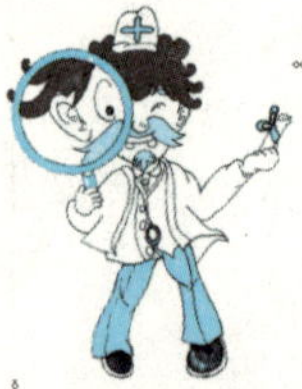

案例回放

陈女士是一名毕业班的班主任，近期晚上经常失眠，晚上入睡后，夜间会突然醒来，但很难再次入睡。但是过一段时间又会好转。陈女士的这种情况属于失眠吗？我们只有通过阿森斯失眠量表进行测评后才能给出确切的答案。

阿森斯失眠量表（Athens insomnia scale, AIS）主要用于对遇到过的睡眠问题进行自我评估（表 7-3）。

表7-3 阿森斯失眠量表

对于以下列出的问题，如果在过去1个月内在您身上每星期至少发生3次，就请您在相应的自我评估结果项目上打“√”。
1.入睡时间(关灯后到睡着的时间)
0.没问题 1.轻微延迟 2.显著延迟 3.延迟严重或没有睡觉
2.夜间苏醒
0.没问题 1.轻微影响 2.显著影响 3.严重影响或没有睡觉
3.比期望的时间早醒
0.没问题 1.轻微提早 2.显著提早 3.严重提早或没有睡觉
4.总睡眠时间
0.足够 1.轻微不足 2.显著不足 3.严重不足或没有睡觉

5.总睡眠质量(无论睡多长)

0.满意 1.轻微不满 2.显著不满 3.严重不满或没有睡觉

6.白天情绪

0.正常 1.轻微低落 2.显著低落 3.严重低落或没有睡觉

7.白天身体功能(体力、精神，如记忆力、认知和注意力等)

0.足够 1.轻微影响 2.显著影响 3.严重影响

8.白天思睡

0.无思睡 1.轻微思睡 2.显著思睡 3.严重思睡

评分标准：如果总分小于4分为无睡眠障碍，如果总分在4～6分为可疑失眠，如果总分在6分以上为失眠。临床意义：阿森斯失眠量表是主要用于自我评定睡眠质量的量表。总分范围为0～24分，得分越高，表示睡眠质量越差。

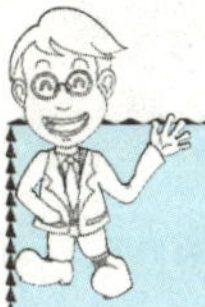

科学贴士

阿森斯失眠量表是测评失眠程度的量表，方便、简单，在临床中应用广泛。

是否真的有失眠　阿森斯量表来帮忙

七项内容仔细选　得分越高越糟糕

嗜睡也是病吗

——爱泼沃斯思睡量表

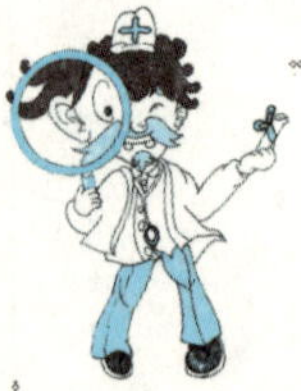

案例回放

王老伯今年54岁了，个头不高，体重却有90公斤，大腹便便，整天笑眯眯的，活像个慈眉善目的弥勒佛。王老伯有个几十年的老毛病，晚上睡觉爱打鼾，而且家人发现他睡眠时经常会有近半分钟的呼吸暂停，好像憋过气似的；白天也爱打瞌睡，经常坐公交车坐过站。家人对王老伯的身体情况很是担心，王老伯却满不在乎。几经劝说，王老伯还是拗不过家人来到医院，医生用爱泼沃斯思睡量表对王老伯进行了测评，评分为19分，显示王老伯确实存在睡眠方面的疾病，需进行进一步的检查和治疗。

爱泼沃斯思睡量表（Epworth sleepiness scale, ESS）由澳大利亚 Epworth 医院的 MurrayJohns 教授编制，于1990年用于临床。患者本人或临床医护人员可以通过爱泼沃斯思睡量表对患者的思睡状态作出客观评价。总分在0～24分，得分越高，思睡程度越严重。评分高于11分表示过度思睡，需要进一步进行睡眠医学临床检查（表7-4）。

评分标准：所有项目采用0～3分的4级评分法。要求受试者在8种不同的情况下，对于出现打瞌睡的可能性进行评分，评分标准是按照所选择的0、1、2、3分顺序，分别代表从不会打瞌睡到很可能打瞌睡。分值越高，提示思睡倾向越明显。

临床意义：爱泼沃斯思睡量表主要评估患者在日常生活中不同情况下白天的思睡程度。量表中设定的8种情况或多或少都有一定诱导睡眠的作用。对于爱泼沃斯思睡量表中问题的回答，取决于受试者对最近在类似的情况下出现打瞌睡经历的回忆。应注意由于变换工作和任何原因引起的总睡眠时间不足，会影响评分结果。

表7-4 爱泼沃斯思睡量表

填表注意事项：在下列情况下你打瞌睡或睡着（不仅仅是感到疲倦）的可能性有多大?这是指你最近几个月的通常情况。即使你最近没有进行下列活动，请试着填上它们可能会给你带来多大的影响。请运用下列记分标准给每个项目打分，即从每一行中选一个最符合你情况的数字。用“✓”表示：0＝不会打瞌睡；1＝打瞌睡可能性很小；2＝打瞌睡可能性中等；3＝很可能打瞌睡。	
项目	打瞌睡的程度
1.坐着阅读书刊时	0 1 2 3
2.看电视时	0 1 2 3
3.在公共场所坐着不动时，如在剧院或开会	0 1 2 3
4.乘坐汽车超过1小时，不休息	0 1 2 3
5.环境许可，在下午躺下休息时	0 1 2 3
6.坐下与人谈话时	0 1 2 3
7.午餐未喝酒，餐后安静地坐着	0 1 2 3
8.遇堵车时停车数分钟	0 1 2 3

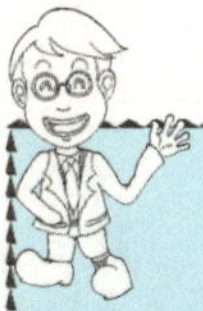

科学贴士

爱泼沃斯思睡量表是测评睡眠质量并且判断是否存在嗜睡的标准量表，其判断准确，家庭自测性强，便于广泛应用，成为国际公认的最具实用性的睡眠量表之一。

嗜睡打鼾也是病　影响身心和健康

爱泼沃斯思睡表　可以区分嗜睡度

寻找失眠“元凶”的物证

——睡眠日记

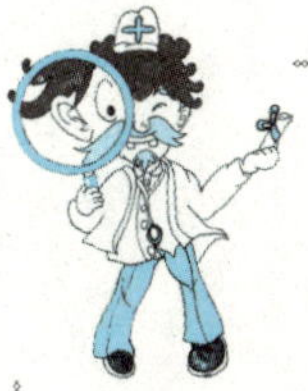

案例回放

小李已经反反复复失眠1年多了。有时候连续几周都睡得不错，但没过多久，就又会连续地睡不着。症状时轻时重，总是不能完全缓解。小李很烦恼。可每次去看医生，小李总是很难把自己的情况描述清楚。当医生问他睡不着的那一段时期是什么时间上床睡觉、什么时候起床、中间一般醒来几次这样的问题时，他也只能很模糊地回答。这种感觉就好像明明知道“凶手”就在你的周围，但是没有证据，谁也不能随意抓人。难道就只能眼睁睁看着“凶手”逍遥法外吗？难道它就不会留下任何蛛丝马迹吗？医生拿出一份“睡眠日记”，告诉小李按照表格做好记录，用不了多久，“真凶”自然就会浮出水面。“睡眠日记”真的有那么神奇吗？

为了确定主诉失眠的患者是否真的存在睡眠不足，分析造成失眠的原因，观察患者对治疗措施的反应，可以建议患者自己记录睡眠日记。睡眠日记的主要内容包括详细记录昨晚上床时间、入睡时间、今早起床时间、夜间起床的次数、今早起床后的感觉（精神恢复、某种程度上精神恢复、疲劳）、昨晚总睡眠时间、影响睡眠的环境因素、心理因素及躯体因素等（表7-5和表7-6）。常用的睡眠日记格式如下：

表7-5　睡眠日记-1

早晨起床后填写									
按顺序逐日填写	昨晚上床时间	今早起床时间	昨晚多长时间内睡着	昨晚睡眠过程中起床的次数	今早起床后的感觉（选择）			昨晚总共睡眠时间	昨晚睡眠受到以下因素干扰*
					精神恢复	精神部分恢复	疲劳		

*列出所有影响你睡眠的精神、情绪、身体或环境因素，如紧张、打鼾、身体不适、室内温度等。

表7-6　睡眠日记-2

晚上睡前填写													
按顺序逐日填写	喝含咖啡因的饮料*				活动20分钟以上的时间				上床前2小时进食情况			白天服用何药	入睡前1小时的活动：看电视、阅读或工作
	早晨	下午	睡前2小时	无	早晨	下午	睡前2小时	无	含酒精的饮料	饱食	无		

*含咖啡因的饮料包括咖啡、茶、可乐等。

通常睡眠日记可以分两部分填写。早晨起床后回忆前一天夜间的睡眠情况，如卧床时间、醒来次数等，注意记录影响睡眠的一些干扰因素，如情绪、环境改变等，并评价起床后的感觉。晚上睡前记录一天内可能对睡眠有影响的活动，如喝含有咖啡因的饮料或药物等，尤其注意是否在睡前从事兴奋性的活动等。

这些信息有助于医生较好地掌握和分析患者的睡眠情况，如睡眠节律是否发生变化，是否存在睡眠卫生不良，以及长期动态观察药物治疗的效果。有时患者通过检查或分析自己的睡眠日记，会发现自己为之所焦虑的所谓睡眠不良其实并不存在，从而“失眠”及其导致的焦虑现象能够得到缓解。

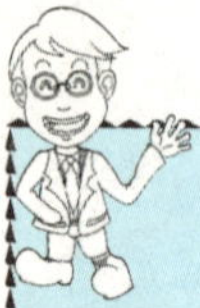

科学贴士

使用睡眠日记连续记录一段时间的睡眠情况以及与睡眠相关的饮食、运动和服药等情况，有助于清楚地发现导致睡眠障碍的致病因素，并能很好地观察治疗效果。

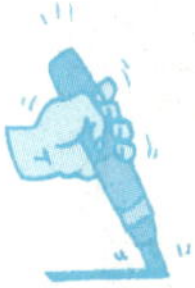

睡眠日记有价值　连续不断要坚持
早晚分别来记录　内容完整需真实

编后语

很高兴，集国内诸多著名睡眠专家心血和智慧的《解码健康睡眠系列丛书》作为国家“十二五”重点图书和中国医师协会、中国健康促进与教育协会推荐的医学科普读物，终与广大的读者朋友见面，聊感欣慰。

光阴荏苒，至此我结缘睡眠已十载春秋，这是我生命中的“黄金十年”。当我2002年选择睡眠作为未来主要的职业发展方向时，全国仅有少数医师兼职从事相关工作，社会认知度差，睡眠产业和学科建设几乎空白。在卫生部有关司局、中国医师协会的大力支持和领导下，我整合资源，联合相关企事业单位大力开展健康睡眠教育和促进工作，几年间协助全国各级医院建成4个多学科共同参与的、一站式服务的综合性睡眠诊疗中心，得到了政府认可。

授人玫瑰，手留余香。当我坚持一路走来，见证了行业的快速发展，经历了不同的角色转换，体悟了成长的人情冷暖，无不转化成了我国睡眠事业发展后的幸福愉悦。自我1997年有幸进入中华医学会工作以来，一直心无旁骛地专注于医药卫生领域。我始终心怀感激、无以言谢，正是许许多多的专家、领导和同仁给我的信任、鼓励和支持，给我大步前行的力量和勇气。我会继续奋发向前、向前、再向前，尽可能多做些对学科发展有益、对公众健康有益、对科技进步有益的事情。

科学普及的前提是科学，但伪科学、伪养生在健康领域曾一度盛行，因此亟须加强全民科学素质和健康素养，大力倡导健康生活方式，切实提高全民健康水平。睡眠质量是关乎我们每个人身心健康的重要因素，约5亿国人存在不同程度的睡眠障碍。《国际睡眠疾病分类诊断》中提到的各类睡眠疾病已达90种之多，其知晓率低、治疗率低、控制率低，造成社会危害和后果巨大，因此加强宣传普及和基础研究是同样迫切的历史性任务。

在此还要感谢北京大学医学出版社提供这次机会，感谢所有曾经关心、支持我的同事、好友和领导，感谢参与编写的各位专家，感谢责任编辑李娜的辛勤劳动，尤其要感谢中国医师协会殷大奎会长、杨镜秘书长、陆君副秘书长和张景行、黄席珍、江焕波等专家。衷心希望《解码健康睡眠系列丛书》能够成为公众科学认知睡眠的良好平台。

汪光亮
中国医师协会健康睡眠促进中心
中国医师协会睡眠医学专家委员会
中国睡眠研究会前常务副秘书长、秘书长
2012 年 3 月